Vorwort

Für Ihr Baby ist die Geburt selbst zweifellos die gewaltigste Massage, die es in seinem Leben je bekommen wird. Die Wehen schieben das Kind durch den Geburtskanal und stimulieren so sein Nervensystem und seine Organe zur Vorbereitung auf das Leben außerhalb der Gebärmutter. Wenn Sie die körperliche Entwicklung Ihres Kindes weiter mit körperlicher Stimulierung begleiten, folgen Sie dem Weg der Natur und stärken die Widerstandskräfte Ihres Babys.

Die Techniken in diesem Buch sollen Ihnen und Ihrem Baby alle Vorteile der klassischen Massage vermitteln. Zugleich helfen Sie Ihrem Kind, seine körperlichen Fähigkeiten in jedem Stadium seiner Entwicklung, von der Geburt bis zum Laufen, auszubilden. Die hier gezeigten Techniken wirken sowohl auf die Muskeln als auch auf die Gelenke. Sie haben alle Vorteile der liebevollen Berührung und garantieren, dass Ihr Baby so biegsam und geschmeidig wird, wie es ihm in seiner Bewegungsentwicklung entspricht. Regelmäßige Massage gibt Ihnen Gewissheit, dass Muskeln und Gelenke Ihres Kindes nicht verspannt oder steif sind, sondern von vollkommener Gesundheit und Fitness Ihres Babys zeugen. Und Ihr Baby bleibt entspannt, das heißt: Es wächst körperlich und emotional gesund heran, bildet eine gute Körperhaltung aus und gewinnt das Selbstvertrauen, das mit körperlicher Bewegung gekoppelt ist.

Massage ist ein Heilmittel und eine der nützlichsten Fähigkeiten, die Eltern zum Wohle Ihres Kindes erlernen können. Massage wirkt direkt und praktisch und ist gleichermaßen vorbeugend wie heilend. Sie kann kleine Wehwehchen bessern und Kindern mit speziellen Bedürfnissen Trost und Erleichterung bringen.

Massage verleiht Ihrer Beziehung zu Ihrem Kind eine ganz neue Dimension.

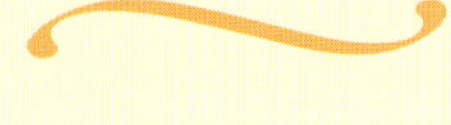

Inhalt

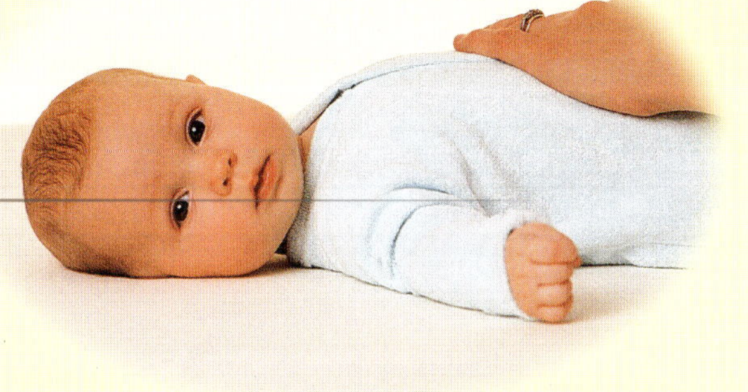

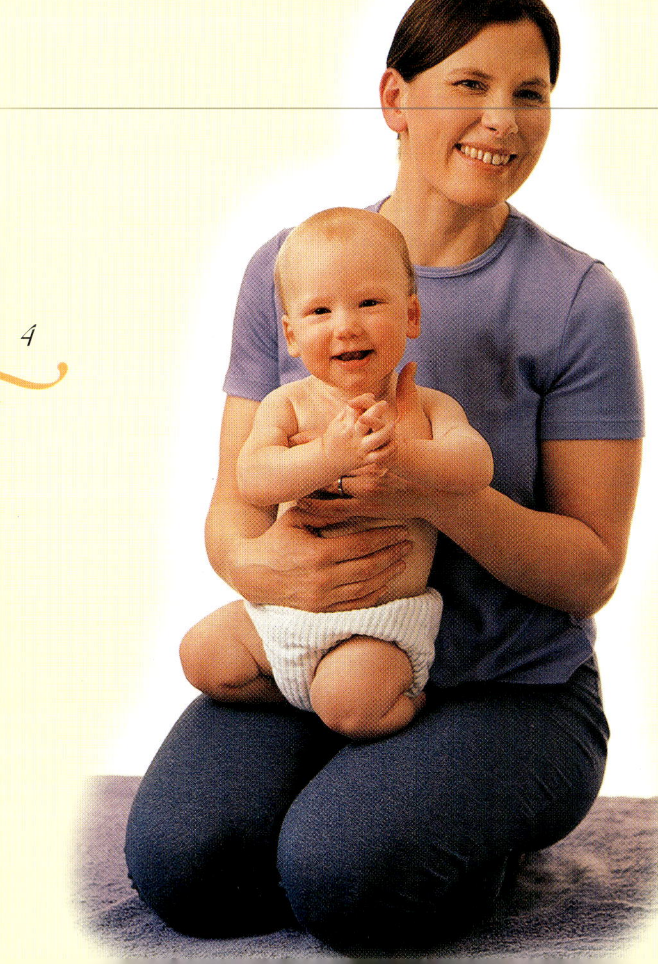

4

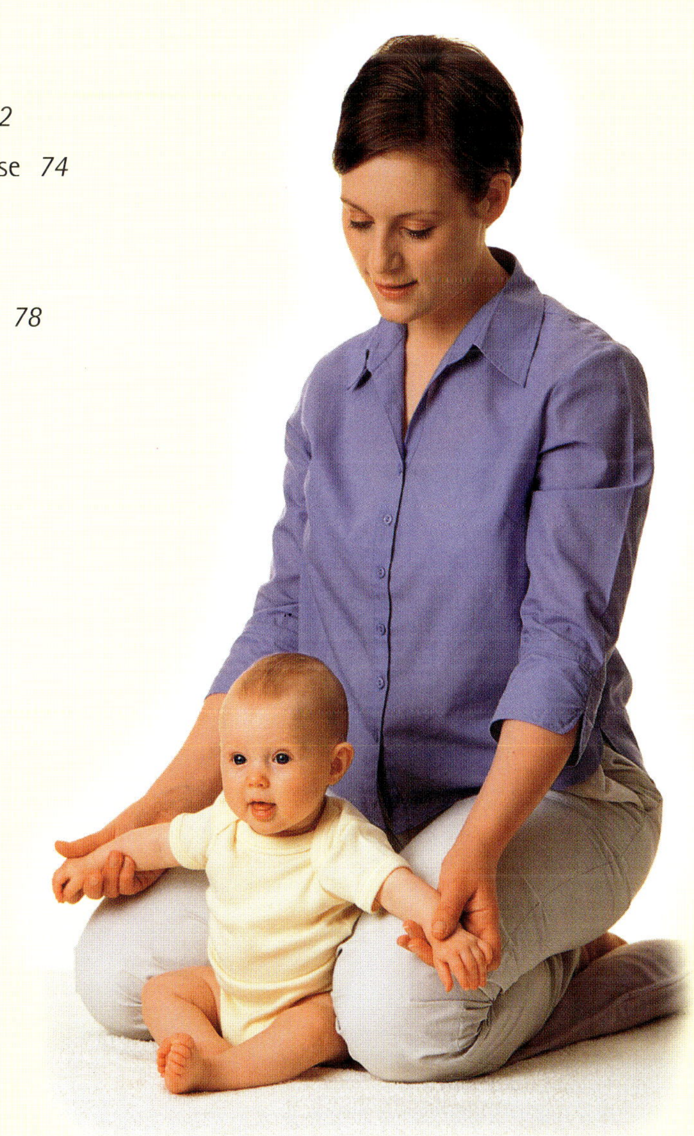

Einführung

Dieses Buch führt Sie zunächst in die Massage ein. Sie erfahren genau, warum und wie Sie Ihr Baby massieren. Sie lernen die vielen Vorteile der Babymassage kennen und legen die Grundlagen einer guten Massage. Das erste Kapitel zeigt Ihnen, wie Sie von Geburt an Ihr Baby berühren und in seinen frühen Entwicklungsstadien die Massage nutzen können, um eine enge Beziehung aufzubauen. Sie bekommen Hinweise, wie Sie die Beziehung zu Ihrem Baby in den ersten Lebenswochen wachsen und gedeihen lassen können.

Kapitel zwei erläutert Ihnen die wirkungsvolle Massage aller Körperteile Ihres Babys. Bei regelmäßiger Anwendung profitiert Ihr Kind davon nicht allein mit körperlichen Pluspunkten wie einer guten Körperhaltung, Gesundheit und Fitness, sondern auch mit erhöhter emotionaler Sicherheit. Durch die einzigartige Kombination von Massagen können Sie für die körperliche Stärke und Geschmeidigkeit Ihres Babys sorgen. Die Massagetechniken ermöglichen es Ihnen außerdem, versteckte Muskelspannungen und unbewegliche Gelenke zu erspüren und zu lockern.

Das dritte Kapitel zeigt Ihnen, wie Massage in der frühen Kindheit helfen kann, eine gute Sitzhaltung zu entwickeln.

In dem Maß, in dem das Baby beweglicher wird, bleibt es nicht mehr ruhig liegen, und Massage wird zunehmend schwieriger. Damit ist die Zeit für gezielte Bewegungen gekommen. Kapitel vier zeigt spielerisches Training, das die Geschmeidigkeit erhält und Kraft, Balance sowie gute Körperhaltung im Sitzen und Stehen fördert.

Das fünfte Kapitel zeigt die erfolgreiche Anwendung von Massage und Bewegung bei einigen der häufigsten Beschwerden der Babyzeit. Einige Beschwerden können durch Massagen vorbeugend verhindert, andere wenigstens erleichtert werden. Bei manchen Problemen werden bestehende Therapien durch Massage erfolgreich ergänzt.

Schließlich wird erklärt, wie Sie Ihr Kind nach einer längeren Unterbrechung wieder an Massage gewöhnen können.

WIE SIE DIESES BUCH NUTZEN KÖNNEN

- Wir haben das Buch so gestaltet, dass Sie es aufrecht hinstellen können. So können Sie gleichzeitig massieren und das Buch zu Rate ziehen.
- Die obere Seite erklärt Ziel und Wirkung der Massage, die untere Seite zeigt Ihnen Schritt für Schritt, wie es geht.
- Die farbig unterlegten „Kästen" enthalten alle Massage-Hindernisse oder spezielle Hinweise, die Sie während der Massage beachten sollten.

Wann massieren?

Bis Ihr Baby sich an Massage gewöhnt hat, ist die Wahl des richtigen Zeitpunktes entscheidend dafür, ob ihm die Massage Spaß machen wird. Sie finden den optimalen Zeitpunkt für die Massage heraus, wenn Sie verschiedene Punkte beachten:

• Am besten massieren Sie Ihr Baby zwischen den Mahlzeiten. Wenn er gerade erst getrunken hat, kann es ihm unangenehm sein, wenn Sie den Bauch massieren oder ihn, um den Rücken zu massieren, auf den Bauch legen. Genauso ungern wird es sich geduldig massieren lassen, wenn es hungrig ist.

• Der beste Zeitpunkt für eine Massage ist bei vielen Babys vor dem Schlafengehen, eventuell in Verbindung mit einem warmen Bad, oder ganz allgemein die Tageszeit, zu der Ihr Kind entspannt und ansprechbar ist.

• Sorgen Sie für eine ruhige Atmosphäre, damit Sie sich ganz auf die Massage konzentrieren können.

• Massieren Sie täglich möglichst zum gleichen Zeitpunkt, Ihr Baby wird sich bald auf die Massage freuen und darauf warten.

MASSAGE-HINDERNISSE

• Massieren Sie Ihr Baby nur, wenn er ganz gesund ist. Kranke Babys wollen meist nur schlafen und auf dem Arm sein. Ausnahmen sind die Massagen, die speziell gegen bestimmte Krankheitssymptome wirken.

• Massieren Sie Ihr Baby nie gegen seinen Willen und wecken Sie es nicht auf.

• Wenn Ihr Kind Hautprobleme hat, benutzen Sie kein Öl für die Massage, das Öl könnte die Haut zusätzlich reizen. Fragen Sie den Kinderarzt, sicher kann er Ihnen raten was Sie stattdessen nehmen können.

• Wenn Ihr Baby geimpft wurde, warten Sie 48 Stunden, um zu sehen, ob es reagiert. Vermeiden Sie die Einstichstelle, aber wenn eine Verhärtung zu fühlen ist, die nicht mehr empfindlich ist, können Sie sie sanft zwischen Daumen und Zeigefinger kneten, bis sie verschwunden ist.

• Vermeiden Sie Stellen am Körper Ihres Babys, die geschwollen, wund, entzündet oder überempfindlich sind. Wenn Sie unsicher sind, fragen Sie Ihren Kinderarzt.

Warum Berührung gut tut

Berührung ist die erste Sprache des Neugeborenen – die elementare Kommunikation, aus der die frühe Eltern-Kind-Beziehung sich heranbildet. Durch Massage können Sie Ihre Liebe zum Ausdruck bringen und dem Bedürfnis Ihres Babys nach Körperkontakt entsprechen. Massage wirkt günstig auf Körper, Geist und Seele, so wird Ihr Baby sich rundherum wohlfühlen.

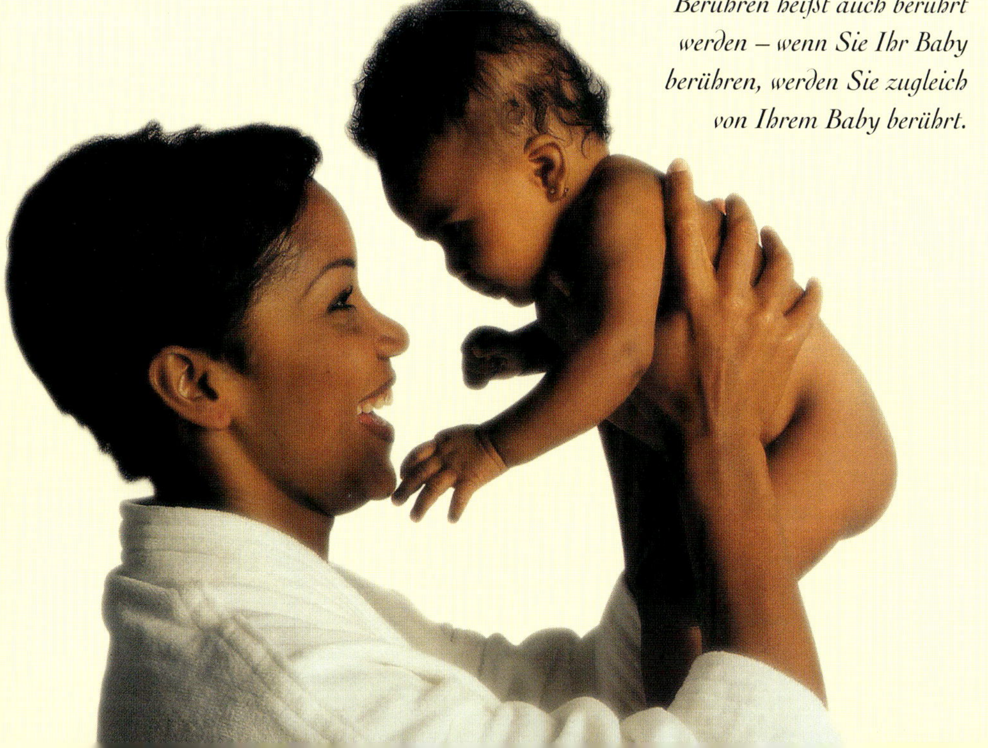

Berühren heißt auch berührt werden – wenn Sie Ihr Baby berühren, werden Sie zugleich von Ihrem Baby berührt.

EMOTIONALE VORTEILE

Jede Stimmungsänderung verursacht eine Muskelreaktion. Babymassage besänftigt die Emotionen und hilft mit, das Trauma und die Ängste, die mit der Geburt, einer neuen Umgebung und dem Abstillen einhergehen, zu erleichtern. Es gibt noch viel mehr emotionale Vorteile:

• Massage verleiht Ihrer Beziehung eine einzigartige Qualität von Vertrauen.

• Massage gibt Ihnen als Vater die Möglichkeit, mehr Kontakt zu Ihrem Baby zu haben, Ihre Beziehung wird gestärkt, und Sie werden vertrauter im Umgang mit dem Baby.

• Regelmäßige Massage senkt den Kortisolspiegel im Blut, zwischen den Massagen bleibt er konstant niedriger. Kortisol ist ein Stresshormon.

• Massage stimuliert die Produktion von Endorphinen, das sind körpereigene Opiate, die schmerzstillend wirken. In Verbindung mit der kortisolsenkenden Wirkung erzeugt dies bei Ihrem Baby ein wohliges Körpergefühl.

• Während der Massage halten Sie Blickkontakt zu Ihrem Baby, Sie küssen und streicheln es und sprechen mit ihm. All das vergrößert die Nähe in einer Beziehung. Indem Sie Ihr Baby massieren, stärken Sie die Bindung.

PHYSISCHE VORTEILE

Die Haut versorgt das zentrale Nervensystem mit einem unaufhörlichen Strom von Informationen über die unmittelbare Umgebung des Körpers. Wenn Sie die Haut Ihres Babys berühren, geben Sie Impulse an sein Gehirn und regen damit Körper, Organe und Stoffwechselprozesse an. Weitere körperliche Vorteile der Massage sind:

- Genauso wie Vitamine, Mineralien und Eiweiß ist Berührung wesentlich für ein gesundes Wachstum und die Entwicklung Ihres Babys – Babys, die nicht berührt werden, gedeihen nicht.
- Regelmäßige Massage regt die Ausschüttung von Wachstumshormonen aus der Hypophyse an.
- Wenn Muskeln sich entspannen, nehmen sie Blut auf, und wenn sie sich zusammenziehen, tragen sie dazu bei, das Blut zurück zum Herzen zu pumpen und den venösen Rückfluss zu unterstützen. Babys haben häufig kalte Hände und Füße, weil ihr Kreislaufsystem noch nicht ausgereift ist. Babymassage bringt den Kreislauf in Schwung – ihre Hände und Füße werden durch die Massage wärmer.
- Wenn die Muskeln sich entspannen, können sich die Gelenke freier bewegen. Babymassage verstärkt die muskuläre Entspannung und die Beweglichkeit der Gelenke in dem Stadium, in dem das Baby sich räkelt und streckt, um möglichst viele Bewegungen zu entdecken.
- Regelmäßige Massage reinigt die Haut Ihres Babys und hilft, abgestorbene Zellen zu lösen. Sie öffnet die Poren und verstärkt die Ausscheidung von Abfallprodukten und Talg, dem natürlichen Fett, das die Elastizität, die Spannkraft und die Abwehrfunktionen der Haut gegen Infektionen unterstützt.

- Massage stimuliert das vegetative Nervensystem, das das Verdauungssystem und die Ausschüttung von wichtigen Stoffwechselhormonen wie Insulin und Glukose steuert.
- Massage und Bewegung verbessern den Lymphfluss und damit die Widerstandskraft des Körpers gegen Infektionen. Das Lymphsystem spielt eine wichtige Rolle für die Beseitigung von Schadstoffen im Körper.
- Liebevolle Berührung bringt Wohlbefinden. Die hippokratische oder erste medizinische Definition für gute Gesundheit aus der griechischen Antike, ist: „ein angenehmes Körpergefühl".

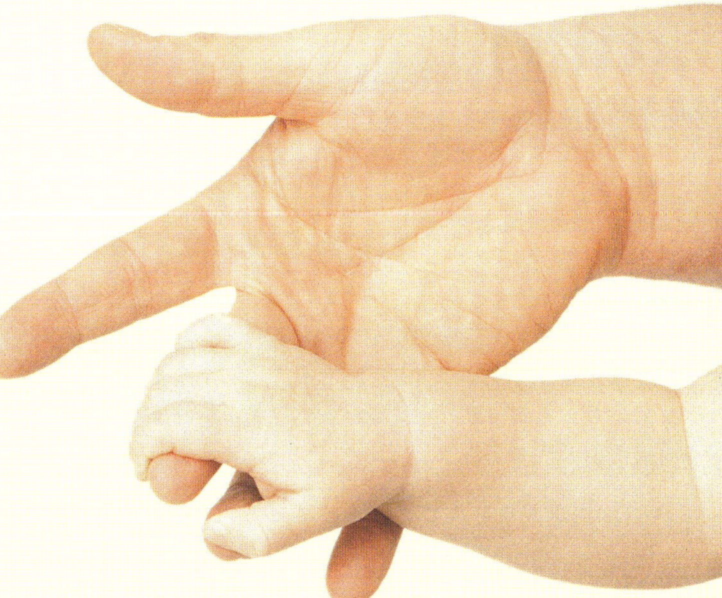

Babymassage verbessert die Muskelkoordination und kann Ihrem Baby dabei helfen, die Arme und Beine zu strecken und sich von der fötalen Haltung der ersten Monate zu lösen.

Was Sie brauchen

Betrachten Sie die Massagesitzung als eine besondere Zeit, die Sie mit Ihrem Baby verbringen. Sorgen Sie für eine angenehme Atmosphäre. Stellen Sie alles bereit, was Sie brauchen:

- Wenn Sie keinen Teppichboden haben, setzen Sie sich auf eine Decke und Kissen und legen Sie Ihr Baby auf ein großes Handtuch, das Sie über ein Lammfell oder eine gefaltete Decke breiten. Auf einer harten Unterlage könnte es ihm unbequem sein, und vor allem, wenn es den Kopf noch nicht gut halten kann, könnte es sich den Kopf stoßen. Wenn Sie Teppichboden haben, brauchen Sie nur ein großes, gefaltetes Handtuch für Ihr Baby.
- Nehmen Sie für das Öl ein Schälchen, eine Flasche kann leicht umfallen. Stellen Sie das Schälchen so hin, dass Sie es bequem erreichen können, während Sie massieren.
- Sanfte Musik kann für entspannte Stimmung sorgen.
- Halten Sie eine Windel und ein frisches Handtuch bereit, falls es während der Massage zu kleinen „Missgeschicken" kommt.
- Viele Babys sind nach der Massage sehr hungrig. Wenn Sie Ihr Baby mit der Flasche ernähren, stellen Sie eine vorbereitete Flasche in Reichweite.

ÖLE

Die Babyhaut ist zart und empfindlich und verfügt über mehr Nervenenden als die Haut von Erwachsenen. Die ständige Erneuerung gesunder Hautzellen hält die Haut des Babys weich und sorgt für ausreichende Feuchtigkeit. Regelmäßige Massage mit einem passenden Öl befreit die Poren von abgestorbenen Zellen und gibt der Haut einen gesunden Schimmer. Das Öl lässt Ihre Hände leicht über die Haut des Babys gleiten und zugleich in die Tiefe gehen, ohne dass es unangenehm ist. Das Öl sollte nicht zu dick oder schmierig sein, keine Zusatzstoffe enthalten und möglichst aus biologischem Anbau stammen.

Folgende Basisöle eignen sich gut für Massage. Alle sind preiswert und problemlos im Reformhaus, Bioladen oder in der Apotheke erhältlich:

- Traubenkernöl Bekannt für seine Reinheit, wird von der Haut leicht aufgenommen.
- Süßes Mandelöl Leicht, aber ein wenig dickflüssiger.
- Olivenöl Reichhaltig und gut geeignet bei trockener Haut.
- Sonnenblumenöl (nur aus biologischem Anbau) Ein feines Öl, empfohlen bei frühgeborenen Babys.

Natürliche Pflanzenöle werden von der Hautoberfläche gut aufgenommen. Deshalb nehmen Sie beim Massieren ausreichend Öl nach. Gießen Sie niemals Öl zurück in die Flasche, das könnte zu Verunreinigungen führen.

Wenn Sie ein Massageöl benutzen wollen, machen Sie immer zuerst einen „Hauttest". Verreiben Sie ein wenig Öl auf dem Bein oder dem Arm Ihres Babys und warten Sie 30 Minuten, um zu sehen, wie die Haut reagiert. Eine allergische Reaktion zeigt sich in Form roter Flecken, die nach ein bis zwei Stunden wieder verschwunden sind. Wenn die Haut Ihres Babys reagiert, nehmen Sie ein anderes Öl oder fragen Sie Ihren Kinderarzt nach einer Alternative.

DUFTÖLE

Sie werden auch Aromatherapie-Öle, ätherische Öle oder Duftessenzen genannt und sind raffinierte Öle, die den Duft und die heilende Wirkung der Pflanze oder Blüte besitzen, aus der sie gewonnen wurden. Man kann sie nutzen, um die Stimmung zu heben – zur Entspannung, Belebung – oder zur Behandlung bestimmter Krankheiten. Duftöle sind äußerst wirkungsvoll. Babys sollten erst ab dem Alter von zwei Monaten mit Duftessenzen behandelt werden. Das Duftöl muss in einem guten Basisöl (siehe vorhergehende Seite) aufgelöst werden. Mischen Sie drei Tropfen Duftöl in zwei Esslöffeln Basisöl. Ihr Baby ist sehr geruchsempfindlich. Testen Sie, ob es positiv auf die Duftmischung reagiert.

Sie können dem Babybad zwei oder drei Tropfen Duftöl hinzufügen. Mischen Sie das Duftöl zuerst mit einem Esslöffel Milch, damit es sich besser mit dem Wasser verbindet.

Mit einer Duftlampe können Sie die Duftessenz über die Raumluft wirken lassen.

Aromatherapieöle sind nur für den äußerlichen Gebrauch bestimmt. Sie sollten nicht eine professionelle Diagnose und Behandlung ersetzen. Wenn Ihr Baby krank ist, ziehen Sie immer Ihren Kinderarzt zu Rate.

Nicht alle ätherischen Öle sind für Babys geeignet, aber hier sind einige der gebräuchlichsten und wirksamsten:

TEEBAUMÖL Empfohlen bei Infektionen der Haut, ungiftig und wirksam gegen Bakterien und Hautpilze.

KAMILLE Beruhigend und heilend, hilft der Verdauung und lindert Reizbarkeit (s. S. 80). Dieses Öl sollte während einer homöopathischen Behandlung nicht benutzt werden.

LAVENDEL Wirkt antiseptisch und heilt kleine Verbrennungen und Insektenstiche. Außerdem hilft es bei Erkältung und verstopfter Nase (s. S. 74).

EUKALYPTUS Ein starkes Mittel gegen Erkältung. Es kann für Brust- und Rückenmassage, bei Husten, Schnupfen und verschleimten Atemwegen benutzt werden. (s. S. 74). Dieses Öl sollte während einer homöopathischen Behandlung nicht benutzt werden.

WEIHRAUCH Wirkt sehr entspannend und hat ein angenehmes Aroma. Weihrauchessenz ist auch für eine Brustkorbmassage (s. S. 36) geeignet, um den Atemrhythmus zu vertiefen und Beschwerden zu lindern.

ROSENÖL Empfohlen bei trockener Haut. Leider hat das wunderbare Aroma seinen Preis.

Wenn Ihr Kind ernstlich krank ist, benutzen Sie ätherische Öle nur nach Rücksprache mit Ihrem Arzt.

Gute Massagetechniken

Wenn Sie Ihr Baby massieren, müssen Sie Ihre Hände öffnen und entspannen. Nehmen Sie mit den Fingern und den Handflächen Kontakt zur Haut Ihres Babys auf. Wenn Ihre Hände steif und Ihre Berührung zögernd ist, könnte sich die Spannung auf Ihr Baby übertragen. Versuchen Sie, Vertrauen zu haben und locker zu bleiben.

In dem Maße, in dem Ihr Baby größer wird und lernt, eine ausführliche, tägliche Massage zu genießen, können Sie den Druck verstärken und mehr in die Tiefe gehen. Damit geben Sie Ihrem Baby eine wichtige Information – es ist widerstandsfähig. Je vertrauensvoller Ihre Berührungen sind, desto mehr Zutrauen wecken Sie in Ihrem Baby. Und je mehr Ihr Kind wächst, desto mehr müssen Sie vielleicht das Tempo Ihrer Massagebewegungen erhöhen, damit sein Interesse an der Massage wach bleibt.

Während der Massage nehmen Sie sich immer wieder Zeit, Ihr Baby zu umarmen und zu küssen, erzählen Sie ihm, was Sie tun, und singen Sie ihm etwas vor. Babys spielen gern, und auf diese Weise lernen sie am meisten. Wenn Sie zu ernsthaft sind, verliert Ihr Kind schnell das Interesse und wendet sich ab.

Berühren Sie so viel Haut wie möglich mit Ihren Händen. Wenn Sie eine Seite in diesem Buch umblättern möchten oder neues Öl brauchen, lassen Sie immer eine Hand im Kontakt mit dem Körper des Babys.

Wie Sie Ihre Hände einsetzen, ist sehr wichtig und letztlich entscheidend für die Wirksamkeit der Massage.

Die Massagebewegungen selbst sind leicht zu lernen und werden Ihnen schnell in Fleisch und Blut übergehen. Bevor Sie beginnen, reiben Sie sich die Hände, schütteln und lockern Sie sie. Lassen Sie die Handgelenke entspannt. Hier sehen Sie die wichtigsten Massagebewegungen:

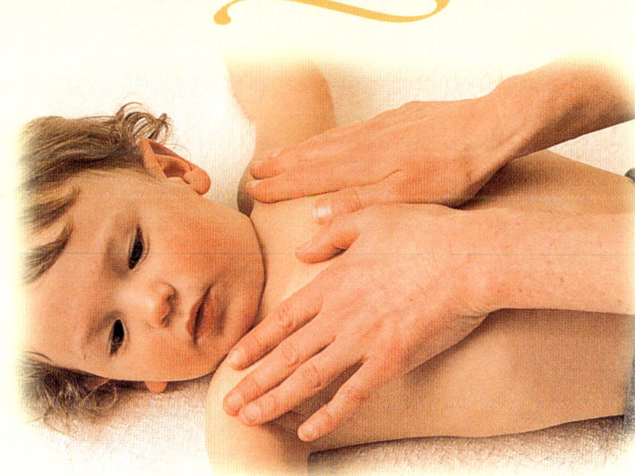

Reiben

Bewegen Sie das entspannte Gewicht einer oder beider Hände auf dem Körper oder einem Körperteil des Kindes mit sanftem Druck vor und zurück.

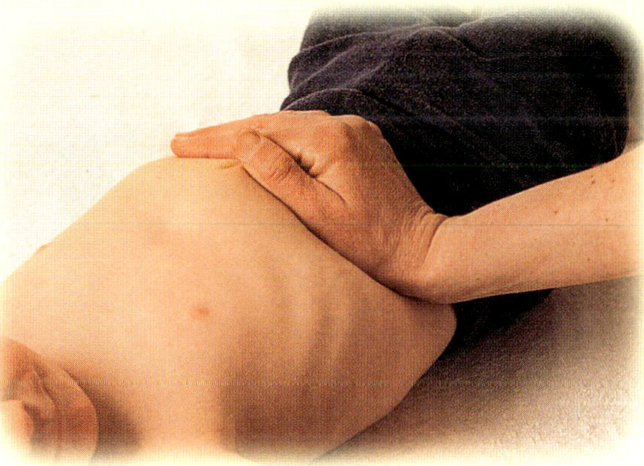

Kneten

Drücken Sie die weichen Körperpartien Ihres Babys sanft mit der ganzen Hand zusammen und lassen Sie sie wieder los.

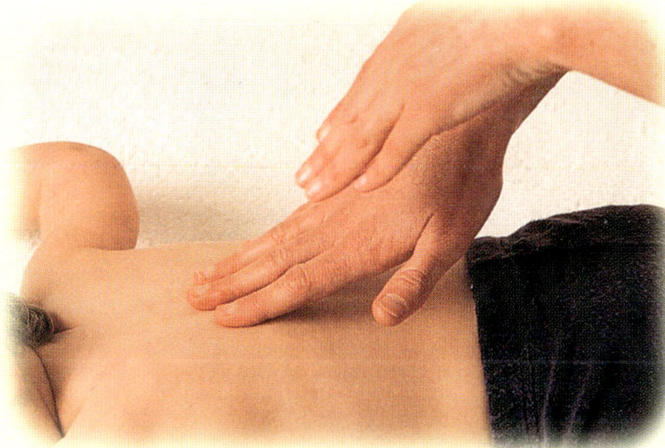

Streichen

Bewegen Sie das entspannte Gewicht Ihrer ganzen Hand auf der Körperoberfläche Ihres Babys.

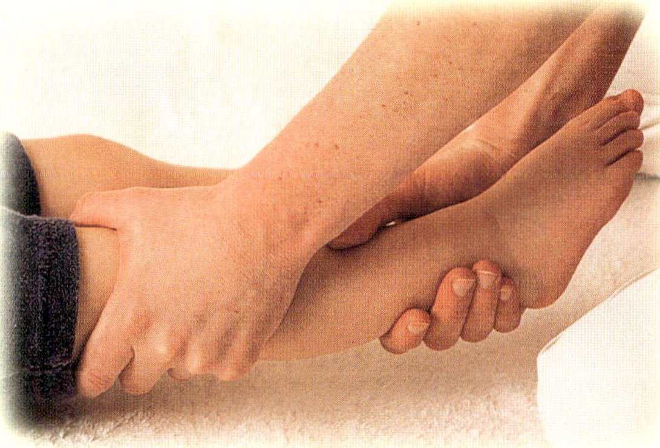

Eine Hand folgt der anderen

Beginnen Sie die Bewegung mit einer Hand, und bevor die Hand aufhört, folgen Sie mit der anderen Hand.

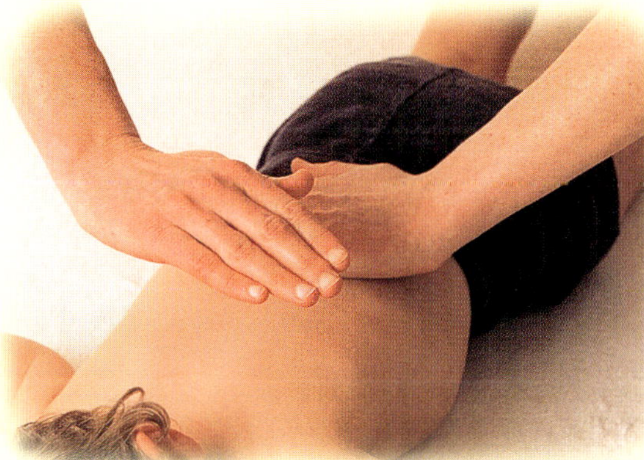

Klopfen

Klopfen Sie Rücken oder Brustkorb Ihres Babys rhythmisch mit lockeren Händen und entspannten Handgelenken.

Bevor es losgeht

Wenn Sie Ihr Baby massieren wollen, ist es wichtig, dass Sie ruhig und konzentriert sind – sobald Sie zerstreut oder in Eile sind, kann Ihr Baby sich nicht entspannen. Wenn Ihrem Baby die Massage nicht zu gefallen scheint, geben Sie nicht auf – es dauert selten länger als drei oder vier Massagesitzungen, bis ein Baby die Massagen genießt. Sie müssen ihm nicht gleich eine komplette Ganzkörpermassage geben. Hören Sie auf, wenn Ihr Baby unzufrieden wird und gewöhnen Sie es nach und nach an die ganze Massage.

- Suchen Sie ein warmes, nicht zugiges Zimmer aus, in dem Sie etwa eine Stunde lang ungestört bleiben können.
- Tragen Sie bequeme, lockere Kleidung.
- Waschen Sie sich die Hände, sorgen Sie dafür, dass Ihre Hände warm sind, und legen Sie Armbanduhr, Ringe und Armreifen ab.
- Legen Sie Ihr Baby auf eine weiche, warme Unterlage, z. B. ein dickes Badetuch. Wolle ist für ölige Massagen ungeeignet.
- Stellen Sie das Schälchen mit dem Öl in bequeme Reichweite.

Die Hauptsache: Fangen Sie die Massage nur an, wenn Sie entspannt sind und gern massieren. Diese Zeit sollte für Sie beide äußerst vergnüglich sein. Wenn Ihr Baby unwillig reagiert, unterbrechen Sie, geben Sie ihm Nahrung oder schmusen Sie mit ihm und versuchen es erneut. Gerade die Babys, denen die Massage anfangs nicht gefällt, brauchen sie am nötigsten und genießen sie schließlich am meisten.

Während Sie Ihr Baby massieren:

- Bewegen Sie Ihre Hände rhythmisch, schieben Sie Ihre Sorgen beiseite und konzentrieren Sie sich auf das, was Sie tun.
- Sprechen und singen Sie dem Baby etwas vor, halten Sie Blickkontakt.
- Hören Sie auf, sobald Ihr Baby weint. Massage ist etwas, was Sie miteinander tun.
- Wenn Ihrem Baby die Massage überhaupt nicht gefällt, können Sie es vorerst angekleidet massieren.

Bleiben Sie entspannt und achten Sie darauf, dass Sie während der Massage bequem sitzen und sich mühelos vorbeugen können, ohne Rückenschmerzen zu bekommen. Wenn es Ihnen während der Massage unbequem wird, machen Sie eine Pause und verändern Sie Ihre Körperhaltung.

Wenn Sie es unbequem finden, auf dem Boden zu sitzen, können Sie sich zum Massieren auch aufs Bett setzen.

Setzen Sie sich mit gegrätschten Beinen auf ein Kissen.

Wenn Sie im Fersensitz sitzen, legen Sie ein Kissen unter Ihre Füße. Lassen Sie Platz zwischen den Knien. Entspannen Sie Schultern und Arme.

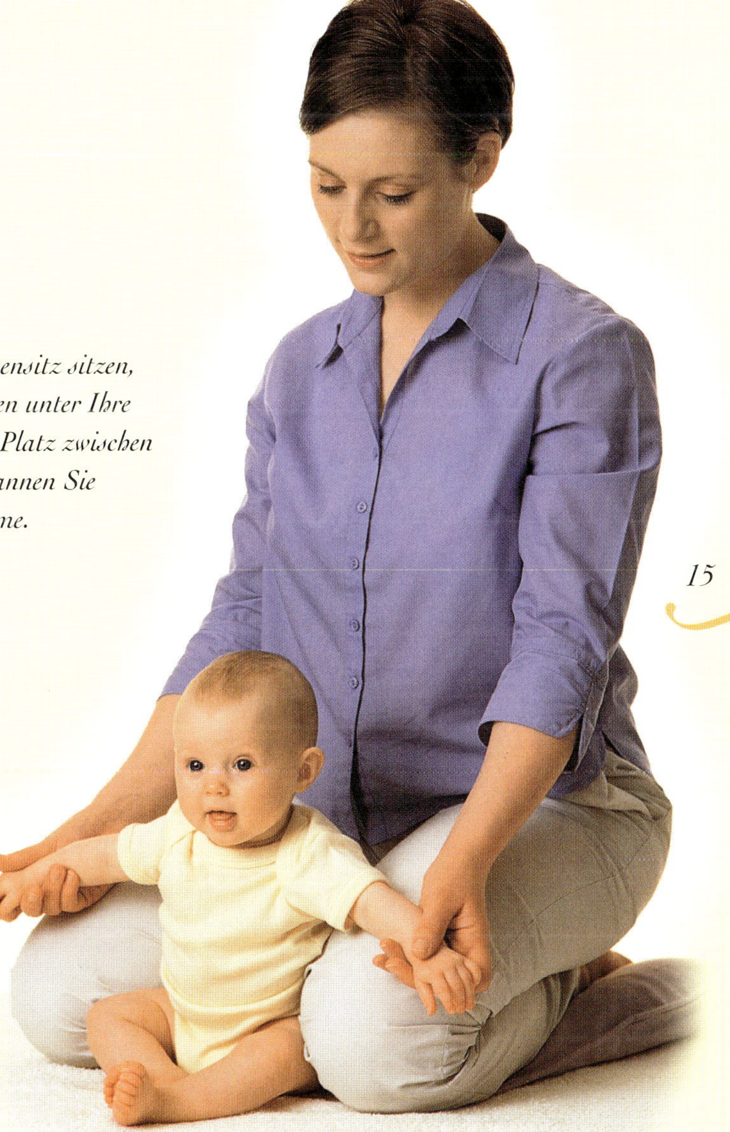

15

So gewöhnen Sie Ihr Baby an Massage

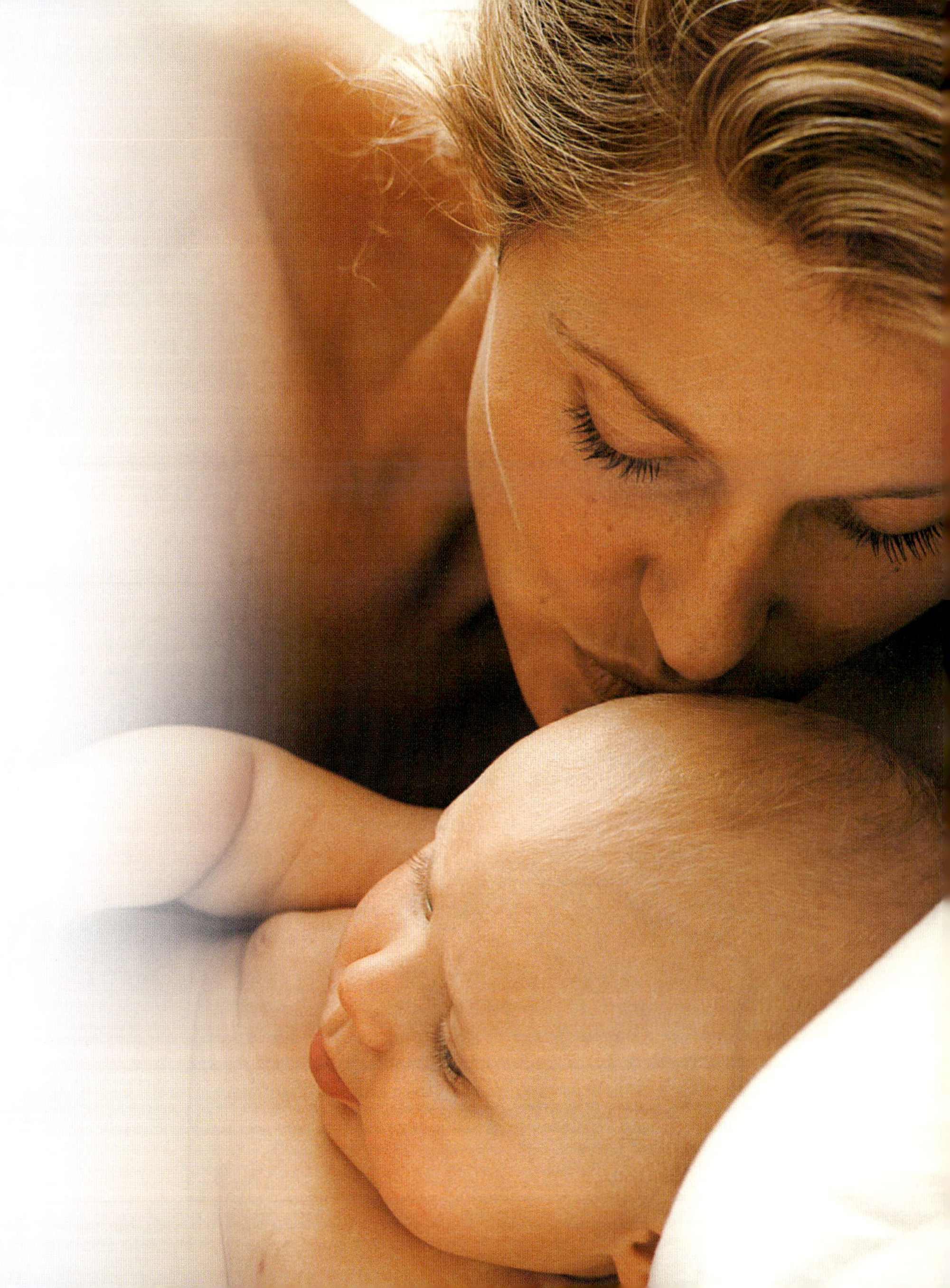

Alle Mütter wollen ihr Baby, sobald es geboren ist, im Arm halten und seinen Körper auf der Haut spüren, bevor es gewogen, gemessen, gebadet und angekleidet wird. Berührung ist die erste Sprache des Neugeborenen. Durch zärtliches Halten gibt die Mutter dem Baby zu verstehen, dass es willkommen ist und geliebt wird. Die erste Stunde nach der Geburt ist eine für Mutter und Kind körperlich und emotional sensible Phase, in der das Baby in der Familie willkommen geheißen wird. Für Mütter und Babys, die diese Zeit nicht erleben konnten, ist es möglich, dies später nachzuholen.

Das Bedürfnis, berührt, gehalten und gestreichelt zu werden, hört niemals auf, aber am stärksten ist es in der präverbalen Zeit, bevor wir sprechen lernen. In vielen anderen Kulturen, z. B. in Indien, Afrika und Südwest-Asien, werden Babys von Geburt an täglich massiert. Manchmal ist das die Aufgabe der Hebamme, aber noch besser ist es, wenn die Mutter des Babys es selbst tut.

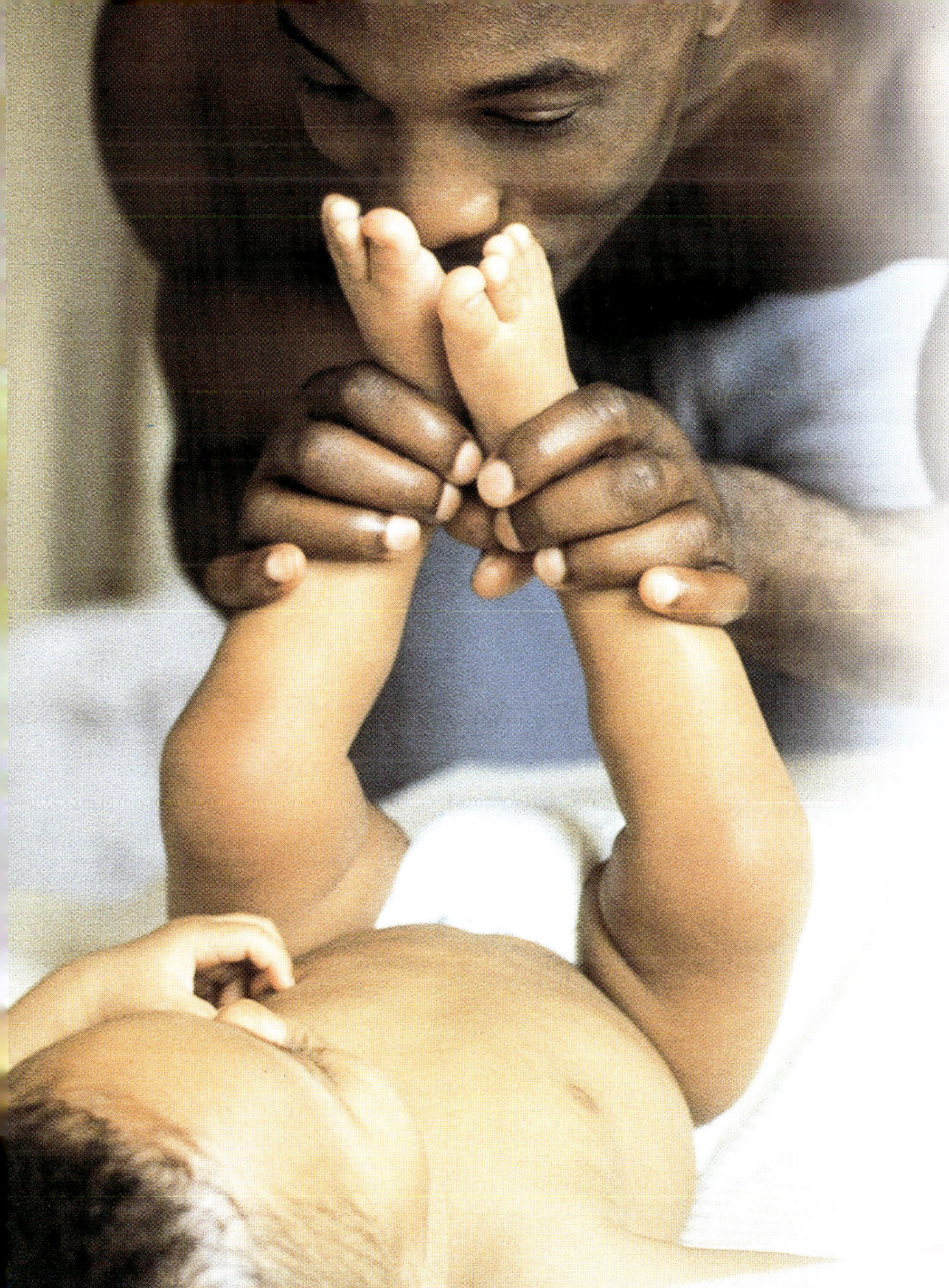

Sehr junge Babys fühlen sich oft unsicher und ausgeliefert, wenn sie nackt sind. Die ersten Lebenswochen sind eher eine Zeit für sanfte, einfühlsame Zärtlichkeit als für systematische Massage. Lassen Sie sich in diesen frühen Lebenstagen Ihres Babys von Ihrem Einfühlungsvermögen leiten. Halten, tragen, wiegen und streicheln Sie es. So bekommen Sie ein Gefühl für Ihr Kind, das schnell in die Gewohnheit der täglichen Massage „hineinwächst". Wenn Sie Ihr Baby von Anfang an berühren, kommen Vertrauen und Zuneigung von selbst.

Die wichtigsten Vorteile

• Sie schaffen zärtliche Nähe zwischen Mutter und Kind.

• Sie erfahren, wie und wo Ihr Baby gern berührt wird.

• Ihr Baby fühlt sich beschützt und geliebt. Wenn der Vater massiert, wächst die körperliche und emotionale Beziehung zwischen Vater und Kind.

• Ihr Baby bekommt Hautkontakt zu seinen Eltern.

• Ihr Baby fühlt sich sicher und geborgen.

• Seine Verdauung funktioniert müheloser.

• Sein Immunsystem wird gestärkt.

Schlafen und Wachen

Neugeborene schlafen die meiste Zeit, manche bis zu 18 Stunden am Tag! Neugeborene haben in den ersten Monaten kein Gefühl für Tag und Nacht und wechseln jeweils etwa nach zwei Stunden von Tiefschlaf zu leichtem Schlaf, von Halbwachsein zu Hellwachsein, von Quengeln zu Weinen. Im Alter von sechs bis zwölf Wochen schlafen Babys durchschnittlich 15 Stunden, und die Hauptschlafenszeit verlagert sich allmählich in die Nachtstunden. Es kann allerdings dauern, bis Ihr Baby „durchschläft". Normalerweise geschieht dies bis zum ersten Geburtstag.

Wenn Ihr Baby wach, satt und ruhig-aufmerksam ist, können Sie mit Massage beginnen. Zunächst entwickeln Sie einfach Ihren eigenen Sinn für Berührung. Lassen Sie sich von Ihrer Intuition und den Reaktionen Ihres Babys leiten. Denken Sie daran, dass er sich gerade erst an seine neue Welt gewöhnt. Wenn Ihr Baby gerade keine Massage möchte, tut es keinem von Ihnen gut, wenn Sie es trotzdem versuchen.

Je älter er wird, desto länger werden seine Wachphasen, und umso mehr Gelegenheiten gibt es für eine Massage. Aber wenn Sie Ihr Baby früh daran gewöhnen, berührt und gestreichelt zu werden, wird es viel einfacher, eine richtige Massage einzuführen. Mit den unten beschriebenen Berührungen können Sie Nähe und Zufriedenheit mit Ihrem Baby erleben.

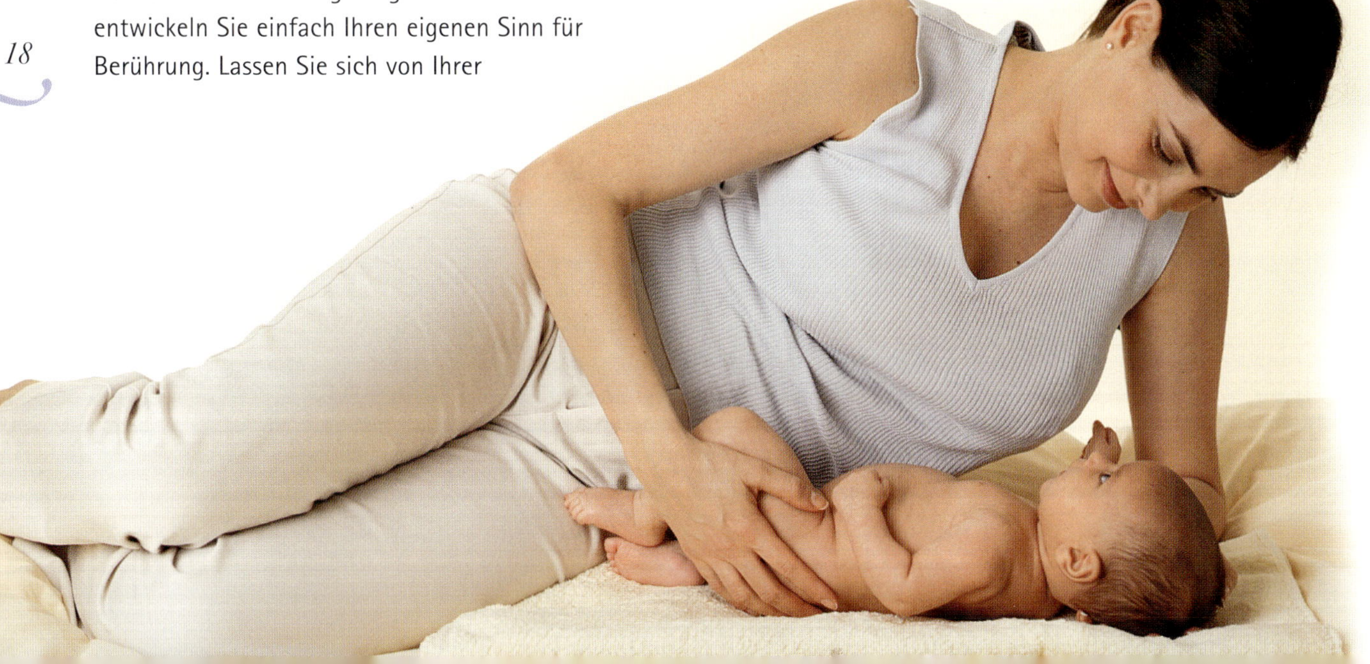

Halten Sie Blickkontakt, während Sie Ihr Baby mit langsamen und entspannten Bewegungen streicheln.

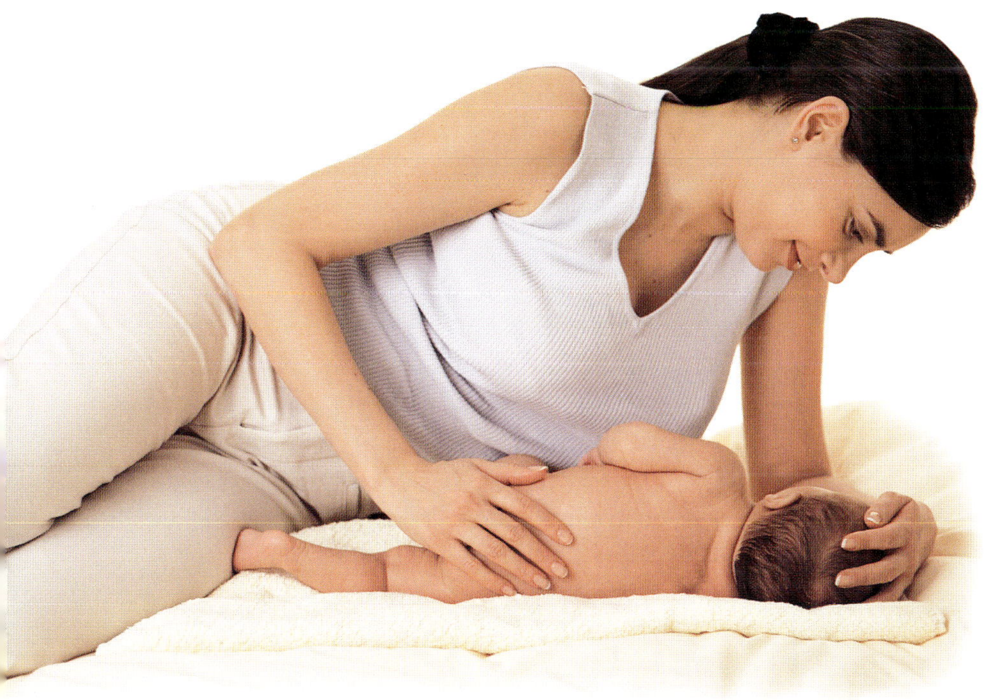

1

Legen Sie sich auf Ihre linke Seite, das Baby auf seine rechte, sodass es Sie anschaut. Streichen Sie mit Ihrer rechten Hand über seinen Rücken vom Hals bis zum Po. Benutzen Sie ihre ganze Handfläche, als würden Sie ein Kätzchen oder einen kleinen Hund streicheln.

• *Setzen Sie die Bewegung etwa eine Minute lang fort.*

2

Massieren Sie mit kreisenden Bewegungen den oberen Rücken und wandern Sie langsam die Wirbelsäule hinunter bis zum Becken.

• *Setzen Sie die Bewegung etwa eine Minute lang fort.*

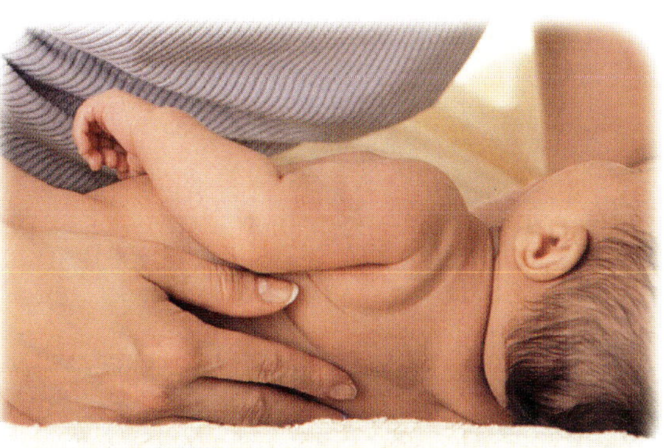

3

Führen Sie die Hand langsam zum Arm. Streichen Sie sanft und mit entspannter Hand von der Schulter bis zu seiner Hand.

• *Setzen Sie die Bewegung etwa eine Minute lang fort und wiederholen Sie sie mit dem rechten Arm.*

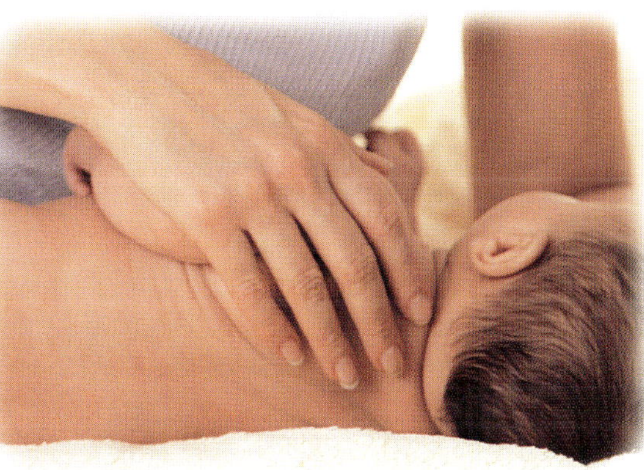

4

Wandern Sie mit der Hand langsam zum Bein Ihres Babys. Streichen Sie mit dem Handteller von der Hüfte bis zu seinem Fuß. Sie können das Bein ganz sanft schütteln, damit es es völlig entspannt.

• *Setzen Sie die Bewegung etwa eine Minute lang fort und wiederholen Sie sie mit dem anderen Bein.*

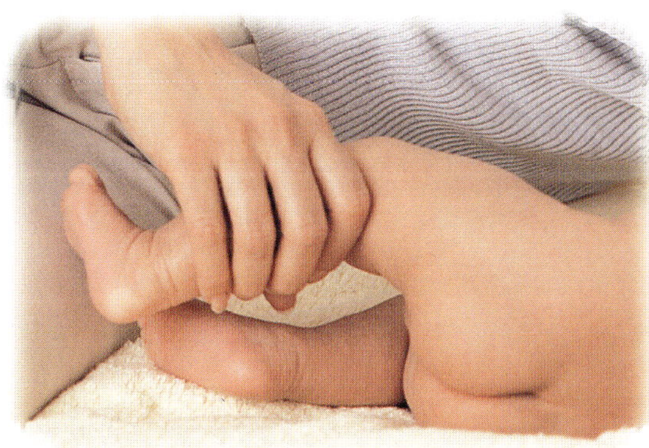

Schreien

Alle Babys schreien – so kommunizieren sie mit ihren Eltern und teilen ihre Gefühle mit. In den ersten sechs Lebenswochen kann die Zeit, während der Ihr Baby schreit, sogar zunehmen, so wie sein Wunsch, sich Ihnen mitzuteilen, zunimmt. Mit der Zeit lernen Sie, sein Schreien zu verstehen und können unterscheiden, ob es hungrig ist, ob es sich unwohl fühlt oder Gesellschaft möchte.

Manchmal scheint es, als würde es ohne Grund schreien – es ist satt, wurde gewickelt und liebkost und ist immer noch nicht ruhig. In solchen Fällen kann Berührung sehr wirkungsvoll sein. Wenn Sie wissen, wie Ihr Baby gern gestreichelt wird und wo es es am liebsten mag, können Sie es leichter beruhigen.

Sie können Ihr Baby mit Berührungen trösten. Erfinden Sie Zärtlichkeiten, durch die Ihr Baby sich geliebt und geborgen fühlt. Streicheln Sie es mit ruhigen und leichten Bewegungen, und wenn es sich nicht beruhigt, gehen Sie zu der Massage in Fliegerposition auf S. 84 über.

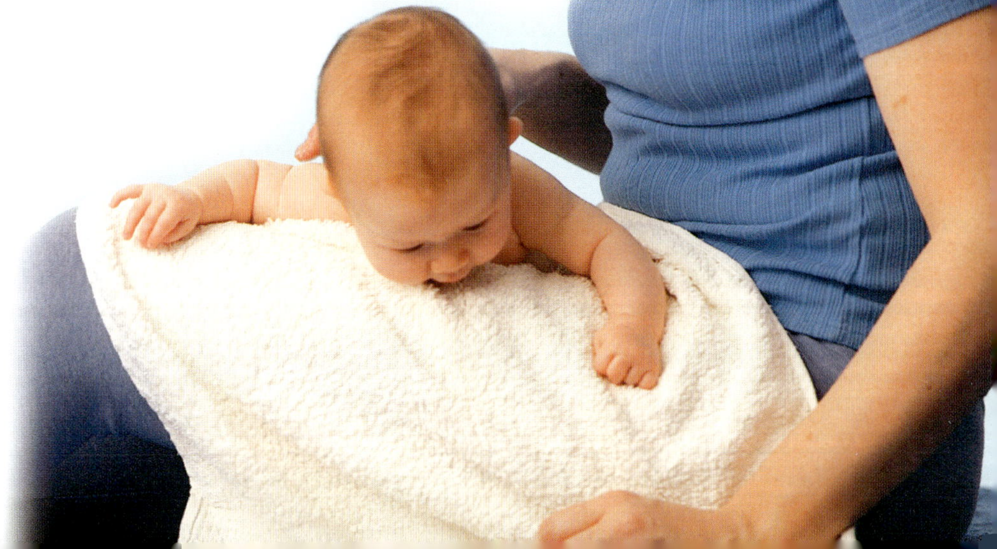

Hungergeschrei beginnt meist mit Quengeln und wird dann rhythmisch; ärgerliches Geschrei ist laut und intensiv; Schmerzensschreie sind oft unvermittelt. Die Schreie Ihres eigenen Babys zu verstehen wird Ihnen schnell gelingen.

Wenn Ihr Baby weint, obwohl es satt und gewickelt, nicht zu warm oder zu kalt ist, setzen Sie sich bequem hin und legen Sie es bäuchlings quer über Ihre Oberschenkel. Streichen Sie sanft über seinen Rücken und seine Beine, um es zu beruhigen.

Trinken

Vielleicht trinkt Ihr Baby alle zwei Stunden, also ungefähr zehnmal am Tag. Massieren Sie möglichst zwischen den Mahlzeiten, wenn es weder zu satt noch zu hungrig ist. Man sollte das Baby nicht stören, wenn es trinkt, obwohl viele Frauen intuitiv über Kopf und Rücken ihres Babys streichen. Beim Trinken ist der Blickkontakt zwischen Eltern und Baby am schönsten. Es ist kein Zufall, dass Neugeborene auf 40 cm Entfernung deutlich sehen können. Das ist der ungefähre Abstand vom Busen zum Gesicht der Mutter. Diesen intensiven Augenkontakt können Sie auch genießen, wenn Sie Ihr Baby mit der Flasche füttern und es in Brusthöhe in Ihrer Armbeuge ruht.

Regelmäßige Massage stimuliert den Appetit und unterstützt die Verdauung. Babys, die massiert werden, nehmen besser zu.

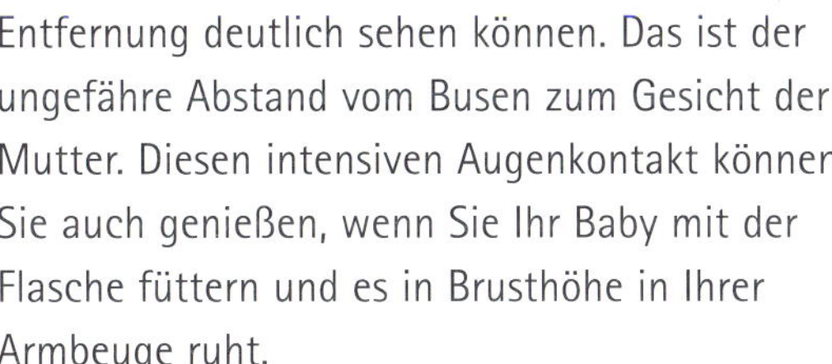

Tipp

Wenn Sie stillen, berühren Sie die Wange des Babys mit Ihrer Brustwarze, und sobald sie den Mund weit öffnet, ziehen Sie sie an die Brust, sodass die Brustwarze tief in den Mund des Babys reicht.

Wenn Sie sich Sorgen um das Gewicht Ihres Babys machen oder Stillprobleme haben, suchen Sie immer professionelle Hilfe bei einer Hebamme, einer Stillberaterin oder Ihrem Kinderarzt. Stillen sollte angenehm und für beide Seiten erfreulich sein.

Wenn Ihr Baby schlecht trinkt, verändern Sie die Stillposition. Vielleicht muss es aufrechter sein, sodass es fast sitzt.

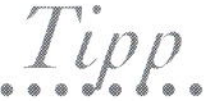

Vater und Baby

Väter machen nicht wie Mütter die Erfahrung großer körperlicher Nähe während der neun Monate, in denen das Baby sich entwickelt. Manche Frauen sagen, dass sie den Moment der Empfängnis genau spüren konnten; andere können schon in den ersten Wochen spüren, wie das Baby in ihrem Bauch „flattert". Später werden die Bewegungen deutlicher, wenn das Baby sich dreht und gegen die Wand der Gebärmutter drängt.

Väter haben normalerweise den ersten Körperkontakt zu ihrem Kind, wenn sie es nach der Geburt im Arm halten. So ein winziges Wesen zu berühren und zu halten kann beängstigend sein, und Vater wie Baby brauchen unbedingt ausreichend Gelegenheit, um in (Körper-)Kontakt zu kommen.

Väter profitieren davon, wenn sie Zeit mit ihrem Kind verbringen, und

Massage kann ihre Geschicklichkeit und ihr Einfühlungsvermögen im Umgang mit dem Baby schulen. Regelmäßige Massage stärkt die Bindung zwischen den beiden sowie das Vertrauen des Vaters in seine Fähigkeit, das Baby zu wickeln, zu baden und die alltäglichen Pflichten der Kinderpflege zu übernehmen. Massage trägt dazu bei, die emotionale und physische Beziehung zwischen Vater und Baby aufzubauen. Wenn ein Vater gelernt hat, mit seinem Baby umzugehen, kann er es leichter trösten und besänftigen. Das ist besonders wichtig, wenn die Mutter eine Pause braucht.

Die Massagebewegungen können Sie bei jeder Gelegenheit nutzen, sobald Sie mit Ihrem Baby zusammen sind. Streichen Sie über seinen Rücken, die Schultern und um den Hals herum, wenn es auf Ihrem Schoß sitzt.

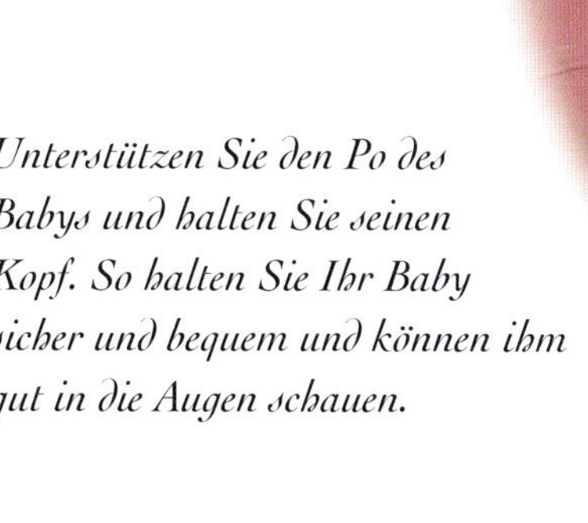

Unterstützen Sie den Po des Babys und halten Sie seinen Kopf. So halten Sie Ihr Baby sicher und bequem und können ihm gut in die Augen schauen.

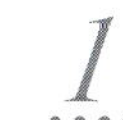

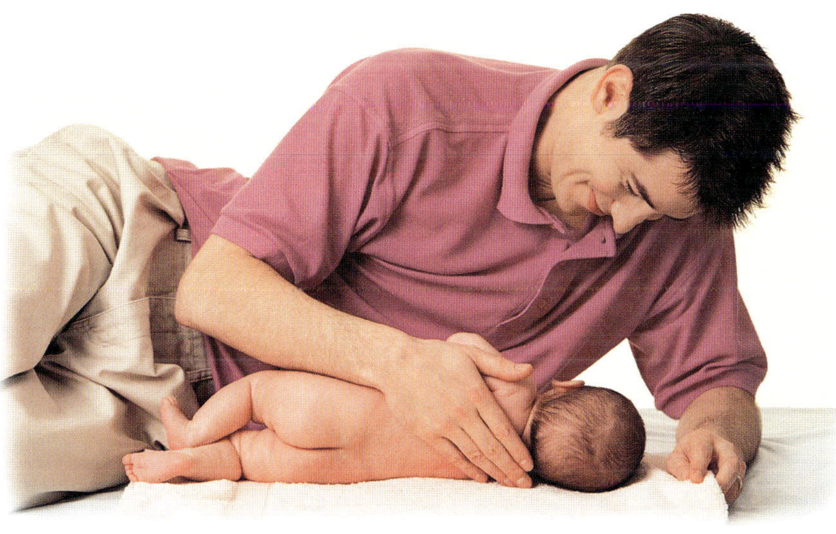

1

Legen Sie sich, dem Baby zugewandt, auf die Seite. Setzen Sie das Gewicht Ihrer entspannten rechten Hand ein und streichen Sie mit kreisförmigen Bewegungen über den oberen Rücken des Babys.

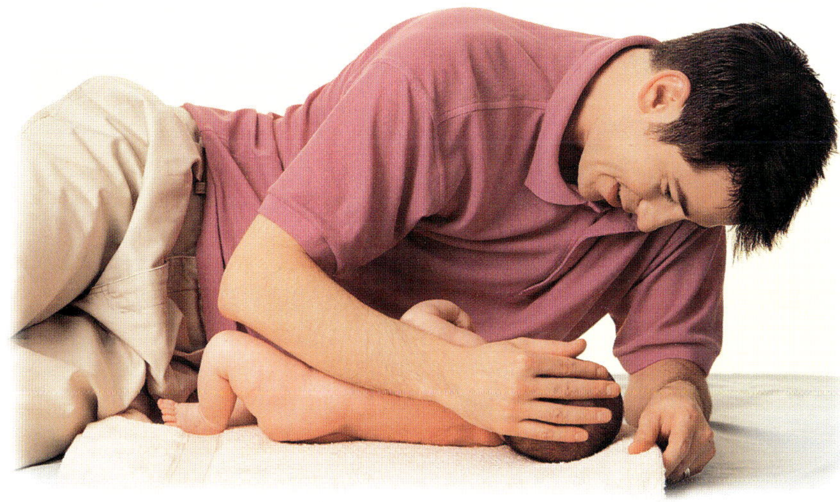

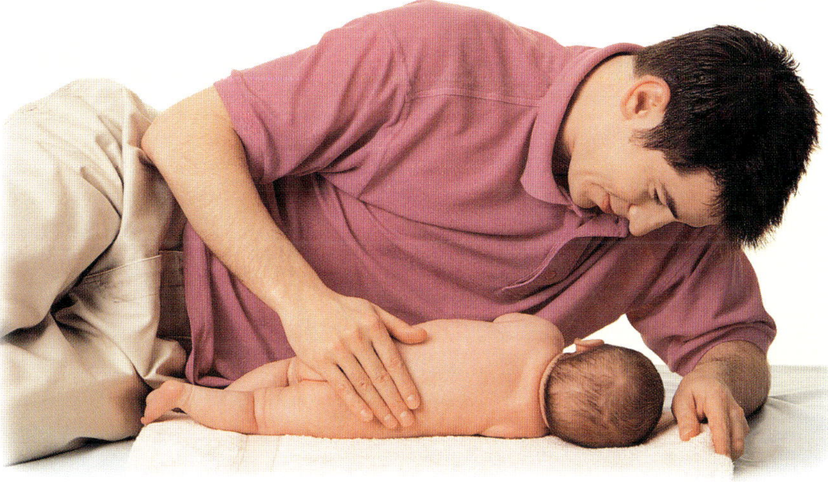

2

Wandern Sie mit der gleichen Bewegung den Rücken hinunter und massieren Sie nun mit der ganzen Handfläche den unteren Rücken.

3

Mit dem Handteller streichen Sie sanft in einer langsamen Kreisbewegung um den Kopf Ihres Babys herum.

• *Wiederholen Sie das Ganze, solange Ihr Baby entspannt ist und es ihm gefällt.*

Auf dem Bauch

Kleine Babys sollten regelmäßig einen Teil ihrer Wachzeit auf dem Bauch liegen. Keine andere Position ist so gut für die Rückenmuskeln und die Fitness des Babys. Auf dem Bauch lernt er, den Kopf zu heben, um zu schauen, und stärkt damit seine Nackenmuskulatur. Wenn es das gut kann, lernt es, Kopf und Schultern zu heben und trainiert Arm- und Schultermuskeln sowie die Beweglichkeit seiner Wirbelsäule.

Als Nächstes wird er Kopf und Schultern noch weiter heben. Sein Brustkorb öffnet sich durch diese Dehnung, sein Atem wird tiefer, und seine Lungenkapazität vergrößert sich.

Eine vertiefte Atmung hat viele Vorteile für Herz und Lungen. Das Mehr an Sauerstoff fördert alle anderen Organe und das Immunsystem Ihres Babys. Und im selben Maße, wie er seinen Brustkorb dehnt, weitet sich auch sein Bäuchlein und erleichtert die Verdauung.

Um diese graduelle Entwicklung abzurunden, hebt Ihr Baby Kopf, Brustkorb, Schultern und Arme und schließlich Füße und Beine in einem einmaligen Zusammenspiel von Kraft und Beweglichkeit. Es ist wichtig, dass Sie Ihr Baby darin bestärken, einen Teil seiner Wachphasen auf dem Bauch zu liegen. Wenn Ihr Baby nicht gern auf dem Bauch liegt, probieren Sie folgendes:

Zur Vermeidung des plötzlichen Kindstods raten Fachleute, das Baby nicht in Bauchlage schlafen zu legen. In seinen Wachzeiten regelmäßig auf dem Bauch zu liegen, ist jedoch sehr wichtig für die Entwicklung des Kindes.

Wenn Ihr Baby in seinen Wachzeiten öfter auf dem Bauch liegt, wird es ihm leichter fallen zu krabbeln. Babys, die nicht gewöhnt sind, auf dem Bauch zu liegen, entwickeln sich unter Umständen später.

1

Setzen Sie sich bequem, mit gebeugten Knien, an die Wand gelehnt. Legen Sie das Baby mit dem Bauch nach unten auf Ihre Oberschenkel. Seine Knie sind geöffnet, und seine Füße liegen aneinander. Achten Sie darauf, dass seine Fußsohlen aufeinander liegen, damit er sich nicht von Ihrem Bauch abstößt und über Ihre Knie hinaus-schießt.

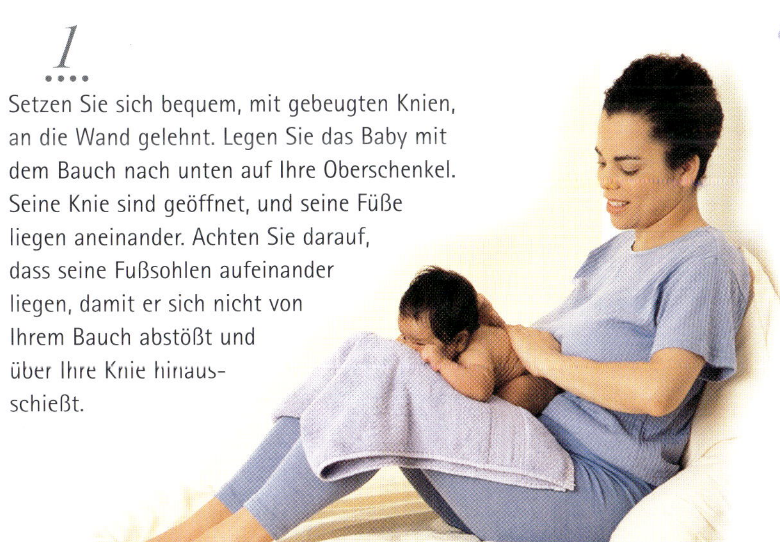

2

Streichen Sie über den Rücken Ihres Babys, eine Hand folgt der anderen. Sobald es sich in dieser Position wohl fühlt, senken Sie ganz langsam Ihre Knie ab.

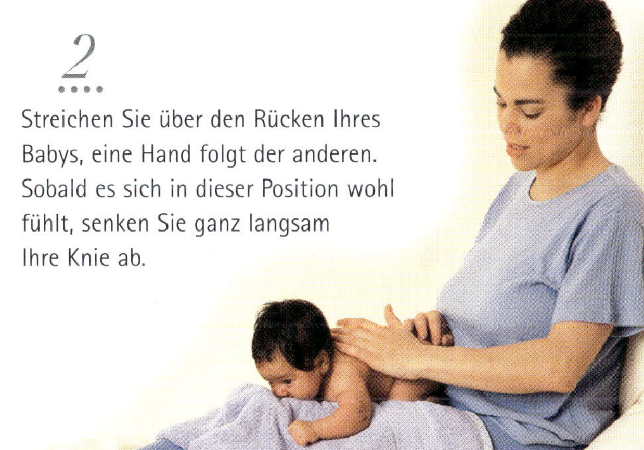

3

Senken Sie Ihre Knie langsam so weit, dass es schließlich flach auf Ihren Oberschenkeln liegt.

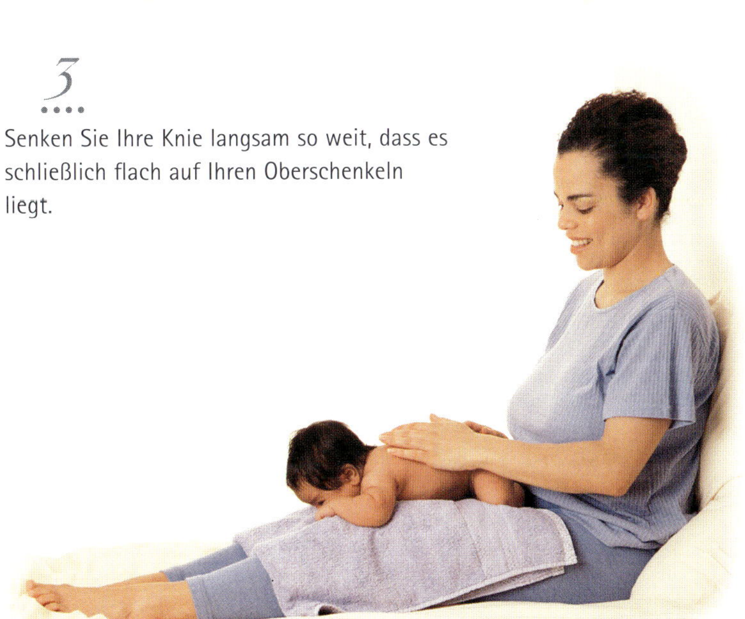

4

Wenn dies Ihrem Baby gefällt, können Sie es auf dem Bauch auf den Boden legen. Unterstützen Sie seinen Kopf und seine Schultern mit einem Kissen. Das Kissen können Sie bald entfernen. So erfährt Ihr Baby alle Vorteile der Bauchlage.

Massage für den ganzen Körper

Wenn Ihr Baby ungefähr zwei Monate alt ist, fühlt es sich allmählich weniger verletzlich. Wahrscheinlich wird es sogar gerne nackt sein. Arme und Beine sind nicht mehr so stark angewinkelt und an den Körper gezogen wie in den ersten Lebenswochen. Wenn das Baby so weit ist, können Sie mit der im Folgenden gezeigten „Kopf-bis-Fuß-Massage" beginnen. Das wird ihm in den nächsten Monaten helfen, in jeder neuen Entwicklungsphase alle seine Möglichkeiten voll auszuschöpfen.

Die meisten Babys mögen es, wenn die Massage an den Füßen und Beinen beginnt und sich dann über den ganzen Körper fortsetzt. So nähern Sie sich ihm unaufdringlich und allmählich, und es kann sich langsam an regelmäßige Massage gewöhnen. Sie beginnen mit den Füßen und streichen mit fließenden Bewegungen den Körper hinauf. Diese einfühlsame Folge von Massagetechniken erhält die Gesundheit und Fitness ihres Babys. Die Biegsamkeit der großen Gelenke wird gefördert, die Muskeln entspannen sich, und so schaffen Sie die solide Grundlage für gute Körperhaltung und spätere Beweglichkeit.

Die Massage sollte regelmäßig – möglichst täglich – stattfinden. Dadurch erleben Sie und Ihr Baby täglich eine besondere Zeit der Nähe. Wählen Sie die Tageszeit, zu der Ihr Baby sich am wohlsten fühlt – nicht zu voll gegessen, nicht zu hungrig oder zu müde.

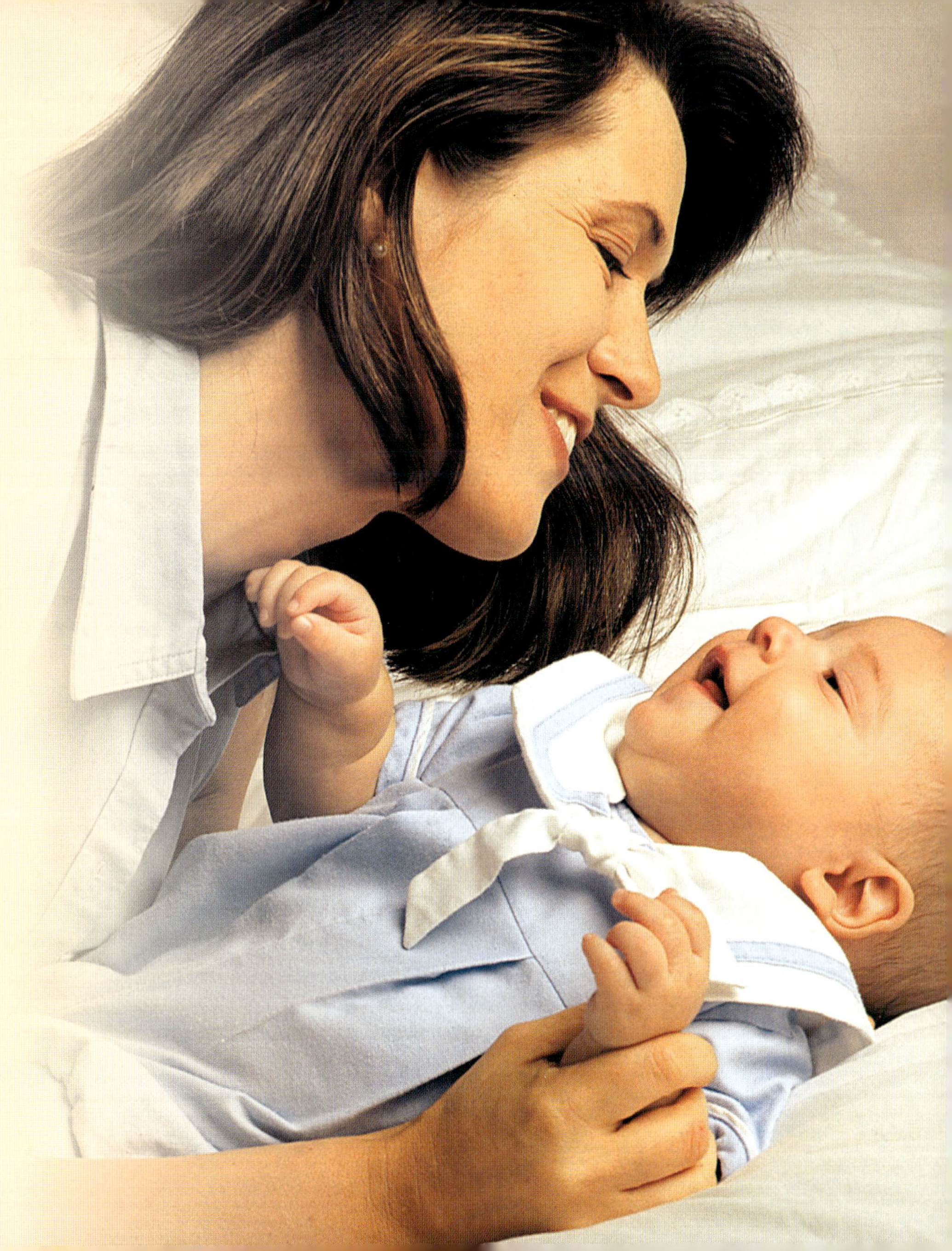

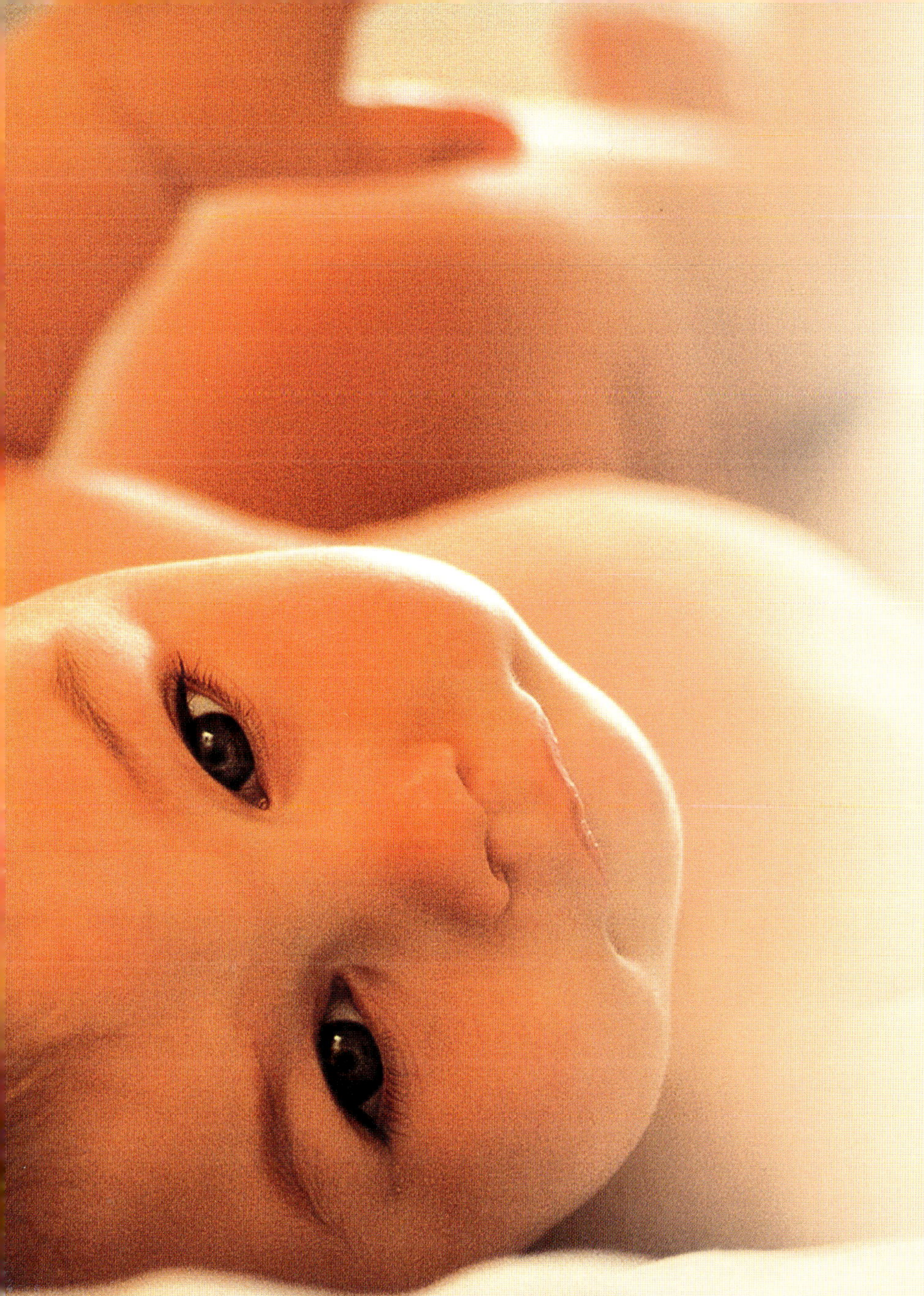

Die Hauptsache: Massage ist etwas, was Sie mit Ihrem Baby gemeinsam tun, nicht etwas, was sie an ihm verrichten. Deshalb richten Sie sich nach ihm und schmusen Sie zwischendurch viel.

Sie müssen ihm nicht gleich die komplette Massage geben – gewöhnen Sie es nach und nach daran – aber behalten Sie das Ziel der Ganzkörpermassage im Auge. Die einzelnen Massagetechniken sind so gestaltet, dass sie ineinander übergehen, sodass jeder Körperteil Ihres Babys angesprochen wird.

Die wichtigsten Vorteile

- Sie fördern gesunde Balance und Körperhaltung Ihres Babys.

- Ihr Kind koordiniert seine Muskeln und wird geschmeidiger.

- Die Gelenke des Babys gewinnen noch mehr Biegsamkeit.

- Sie bauen versteckte Spannungen in Muskeln und Gelenken ab.

- Sie stärken den Rücken Ihres Babys.

- Sie tun seiner Verdauung etwas Gutes, wenn Sie seinen Bauch entspannen.

- Ihr Baby fühlt sich wohler, weil es tiefer atmet.

- Ihr Baby wird noch besser gedeihen.

- Seine Körperenergien harmonieren enger.

- Ihr Baby genießt Licht und Sauerstoff auf der Haut.

Von den Füßen ...

Fußmassage ist eine der ältesten Massageformen und wirkt äußerst entspannend auf den ganzen Körper. Ihr Baby genießt die Massage. Sein Gleichgewichtssinn wird geschult, wenn es die Zehen spreizt, die Fersen dehnt und den Fuß öffnet.

Die Fußsohlen Ihres Babys sind sehr empfindlich, und wenn Sie darüber streichen, lösen Sie einen Reflex aus – sie greift mit den Zehen. Konzentrieren Sie sich deshalb auf die Fußrücken und die Seiten. Wenn Sie über die Zehenspitzen und die Außenseiten der Knöchel streichen, spreizt sie die Zehen. Deshalb behandeln Sie zu Beginn vor allem diese Stellen.

Wenn Ihr Baby älter wird und seine ersten Schritte tut, sollten Sie ihm in den ersten sechs Wochen keine Schuhe anziehen. Lassen Sie ihm das Vergnügen, barfuß zu laufen, damit seine Fußgewölbe sich gut entwickeln. Um sicher und fest zu stehen, müssen die Fersen des Kindes gut auf dem Boden ruhen. Deshalb animieren Sie es nicht dazu, auf den Zehenspitzen zu stehen. Je mehr es auf den Zehenspitzen steht, desto unsicherer fühlt es sich, und desto schwerer fällt es ihm, die Balance zu finden. Die im Folgenden beschriebene Technik hilft Ihrem Baby, die Füße zu öffnen und die Fersen – als Vorbereitung auf das Stehen – auf den Boden zu bringen. Das ist besonders wichtig, wenn es dazu neigt, die Füße nach innen zu drehen.

Da es ohne Aufwand möglich ist, können Sie die Füße Ihres Babys immer massieren, wenn Sie gerade mal zusammensitzen – sogar wenn es Socken anhat. Wenn es sich nicht wohl fühlt, kann Fußmassage Linderung verschaffen.

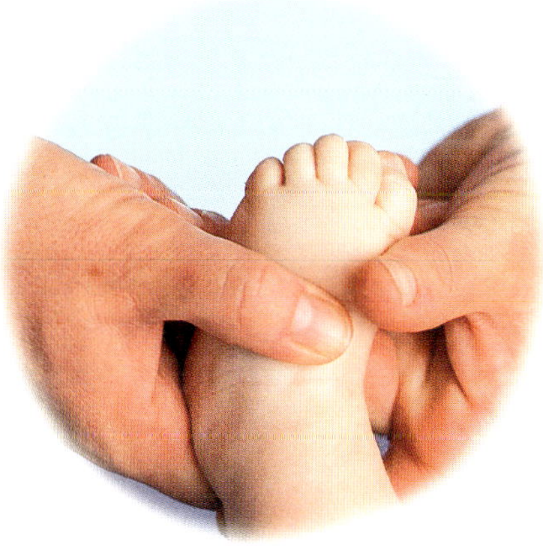

1.

Nehmen Sie reichlich Öl. Streichen und kneten Sie den Fußrücken.

• *Setzen Sie die Massage 2–3 Minuten lang fort.*

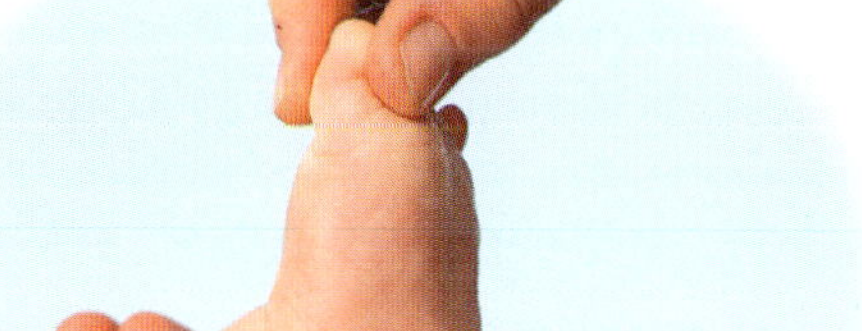

2.

Dann rollen Sie jeden Zeh zwischen Daumen und Zeigefinger. Gehen Sie sanft in die Zwischenräume, sodass es die Zehen leicht auffächert.

• *Setzen Sie die Massage ungefähr 20 Sekunden lang fort.*

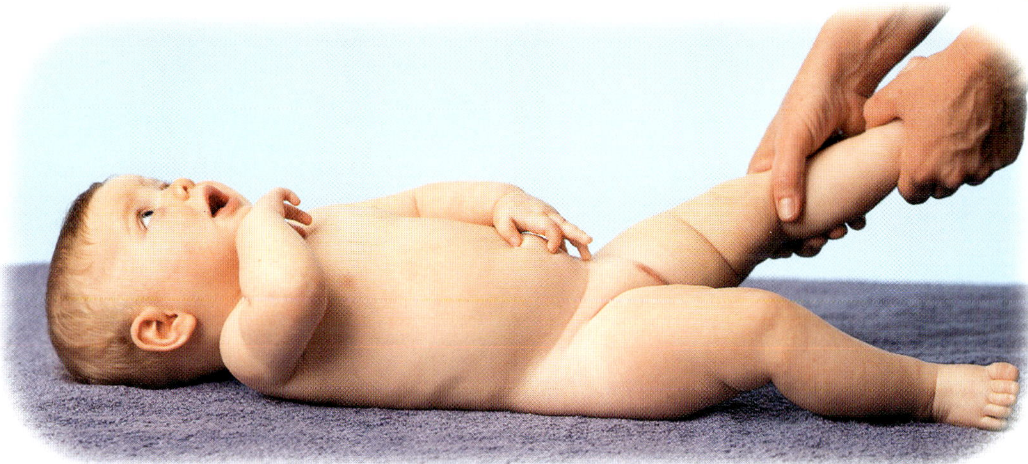

3.

Jetzt ziehen Sie den ganzen Fuß – eine Hand folgt der anderen – sanft durch Ihre Handflächen. Wahrscheinlich müssen Sie dabei Öl nachnehmen.

• *Setzen Sie die Massage ungefähr 20 Sekunden lang fort.*

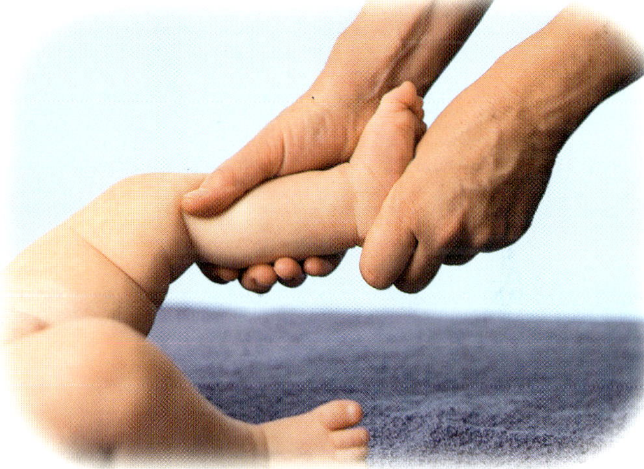

4.

Bewegen Sie das Fußgelenk, indem Sie mit einer Hand die Ferse halten und mit der anderen den Unterschenkel reiben.

• *Setzen Sie die Massage ungefähr 20 Sekunden lang fort, und wiederholen Sie das Ganze mit dem anderen Fuß.*

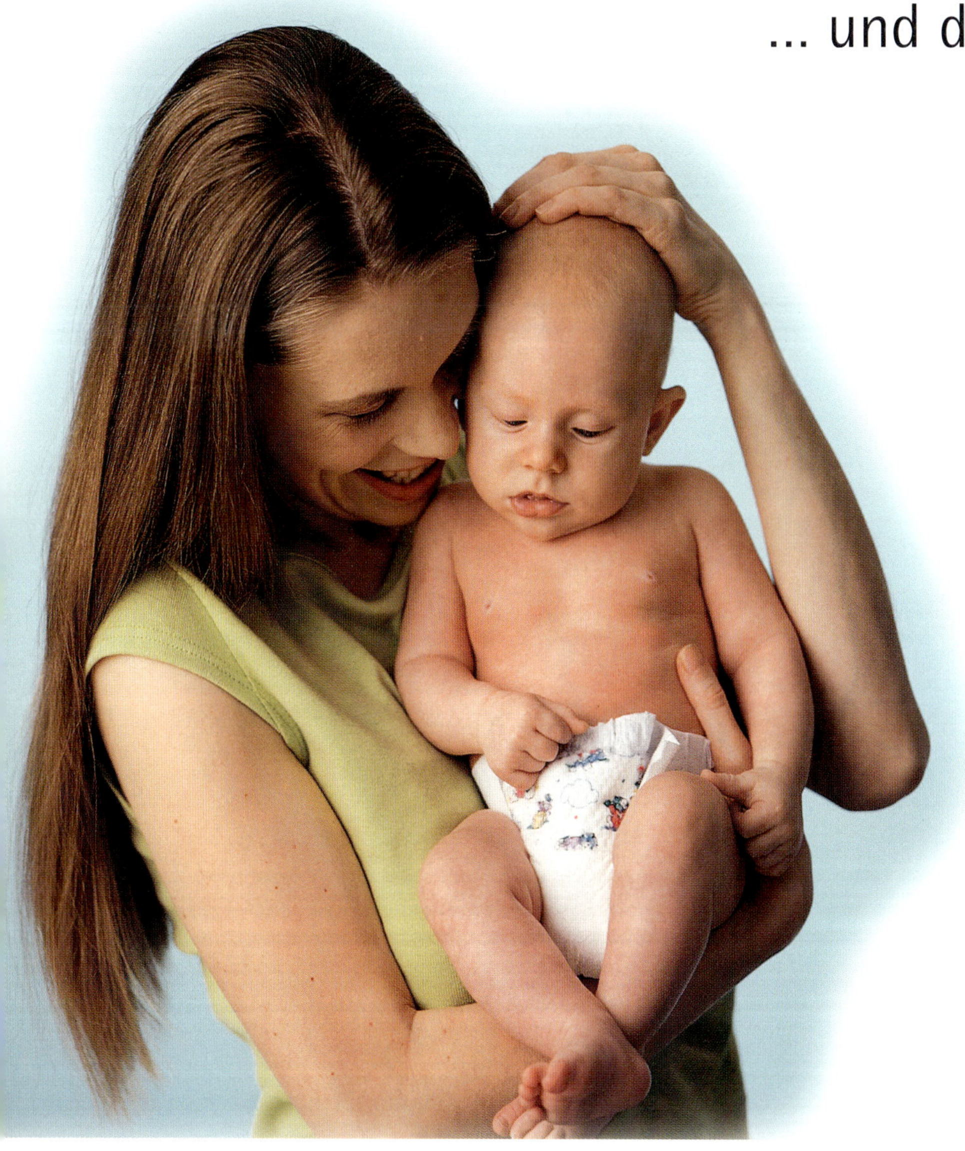

... und den Beinen ...

Im Alter von zwei Monaten beginnt Ihr Baby, seine Beine heftig zu trainieren. Es strampelt und streckt die Beine jeden Tag stundenlang und entfaltet eine wunderbare Palette an Bewegungen. Dadurch entwickelt es die Kraft und Koordinationsfähigkeit der Aufrichtemuskeln von Beinen, Hüften, Po und Rücken. Zugleich bleiben seine Hüft- und Kniegelenke beweglich. Die Kraft und das Zusammenspiel der Muskeln und die Biegsamkeit dieser Gelenke legen die Basis fürs Aufrichten und für viele weitere Bewegungen.

Sitzen und Stehen, beides erfordert eine gute Balance. Und die fällt viel leichter, wenn die Gelenke beweglich sind. Ihr Baby entwickelt so das Selbstvertrauen, dass es aufrecht stehen kann und dass die Fundamente seines Körpers, die Beine, zugleich stark und beweglich sind.

Wenn Sie die Beine Ihres Babys massieren, fördern Sie die Bewegungsentwicklung und die Koordination, stärken den unteren Rücken und unterstützen die Beweglichkeit von Knie- und Fußgelenken. Außerdem beseitigen Sie alle versteckten Spannungen oder Steifheiten in seinen Muskeln und Gelenken.

Diese Massagetechniken lassen die Beine vollkommen entspannt und weich werden.

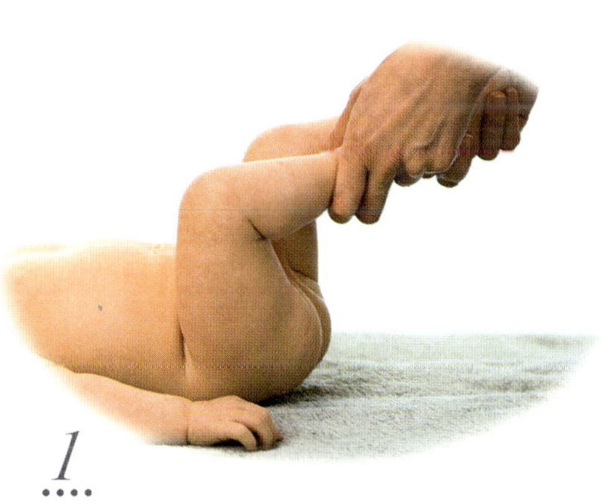

1
....

Halten Sie beide Beine an den Fußgelenken und lockern
Sie sie, indem Sie ganz sanft „Fahrrad fahren" und die
Beine abwechselnd strecken und beugen.

• *Setzen Sie die Bewegung ungefähr 20 Sekunden fort.*

4
....

Jetzt streichen Sie das ganze Bein aus,
eine Hand folgt der anderen.

• *Behandeln Sie das andere Bein
genauso.*

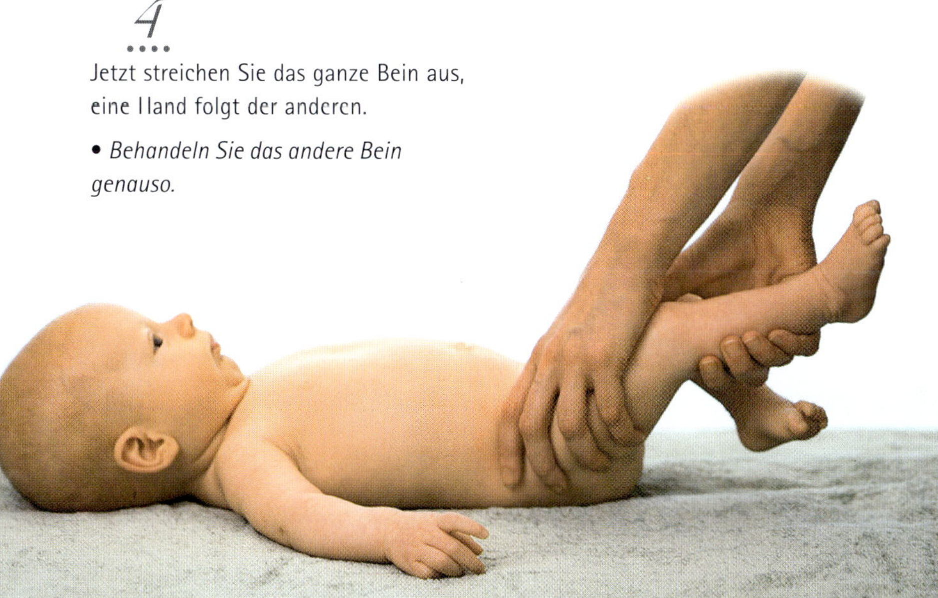

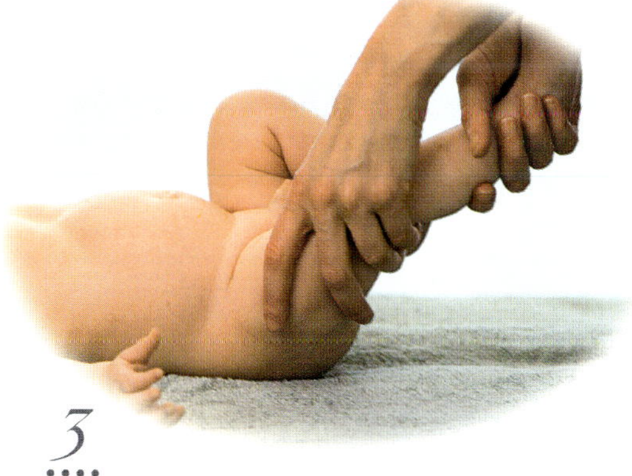

2
....

Umfassen Sie mit Ihrer gut geölten linken Hand den
Oberschenkel des rechten Babybeins und streichen Sie
das Bein von der Hüfte bis zum Fußgelenk. Eine Hand
folgt der anderen.

• *Wiederholen Sie
vier- bis fünfmal.*

5
....

Schütteln Sie die Beine Ihres Babys und legen Sie Ihre warmen
Handflächen auf die Innenseiten seiner Oberschenkel. Dann drehen Sie Ihre Hände nach außen und streichen die Rückseite seiner Knie und Waden hinunter – dabei wird es die Beine strecken.
Setzen Sie die Bewegung fort, streichen Sie an der Vorderseite
der Beine hoch und auf der Rückseite wieder hinunter.

• *Wiederholen Sie das vier- bis fünfmal.*

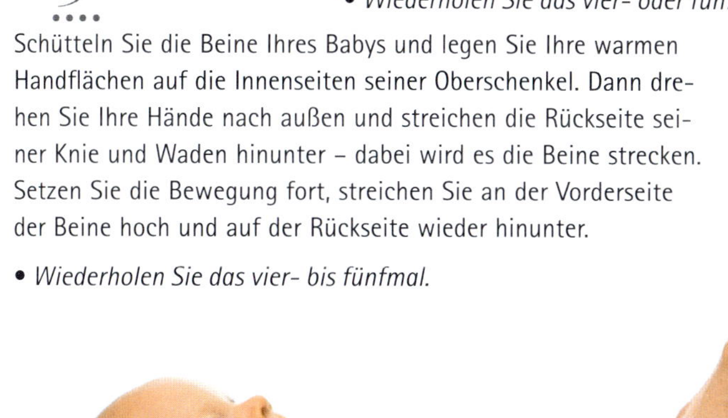

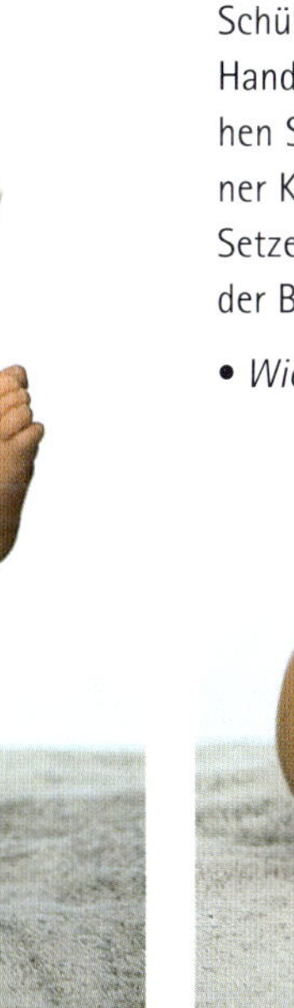

3
....

Halten Sie das rechte Fußgelenk Ihres Babys in Ihrer
rechten Hand und massieren Sie seinen Oberschenkel
mit der linken. Streichen Sie an der Vorderseite hoch
und auf der Rückseite wieder hinunter.

• *Wiederholen Sie das vier- oder fünfmal.*

... über Hüftgelenke ...

Die Beweglichkeit der Hüftgelenke ist ausschlaggebend für eine gute Körperhaltung, denn die Hüftgelenke unterstützen Becken und Wirbelsäule. Bewegliche Hüftgelenke sind außerdem wichtig für eine rundherum geschmeidige untere Körperhälfte.

Babys verfügen über eine unglaubliche Palette von Hüftbewegungen. Es fällt ihnen leicht, einen Zeh in den Mund zu stecken. Mit der Zeit verlieren allerdings die meisten Kinder diese bewundernswerte Biegsamkeit. Wenn Sie die Hüften Ihres Babys massieren, helfen Sie ihm, die Beweglichkeit dieser Gelenke, auch wenn es größer und kräftiger wird, zu bewahren. Durch beständige Praxis wird Ihr Baby weiterhin Freude an einer großen Vielfalt von Bewegungen haben, kräftiger werden und eine gute Körperhaltung entwickeln, sowohl im Sitzen als auch im Stehen.

Sicher wurden die Hüftgelenke in den ersten Lebenswochen kontrolliert. Sie selber können sich vergewissern, dass sie richtig wachsen. Die Hüftgelenke sollten in der Bewegung nicht „klemmen", die Beine sollten sich mit angewinkelten Knien frei nach außen rotieren lassen, beide Knie sollten gleich aussehen, wenn sie gebeugt nebeneinander liegen, und die Falten am Po und an den Oberschenkeln sollten symmetrisch sein, wenn sie auf dem Bauch liegt.

Babys, die stehen, bevor sie sitzen, neigen eher zu unbeweglichen Hüftgelenken. Wenn Ihr Baby das tut, massieren Sie es regelmäßig so, wie es in der Folge beschrieben wird.

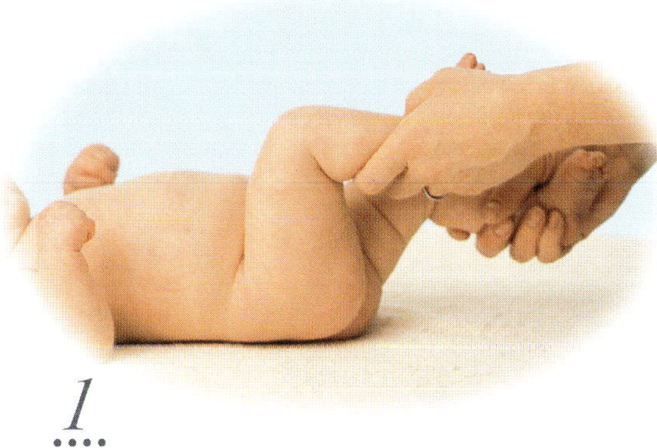

1
....

Legen Sie Ihr Baby auf den Rücken. Halten Sie beide Beine an den Fußgelenken und lockern Sie sie, indem Sie ganz sanft „Fahrrad fahren" und die Beine rhythmisch abwechselnd strecken und beugen.

• *Setzen Sie die Bewegung etwa 20 Sekunden lang fort.*

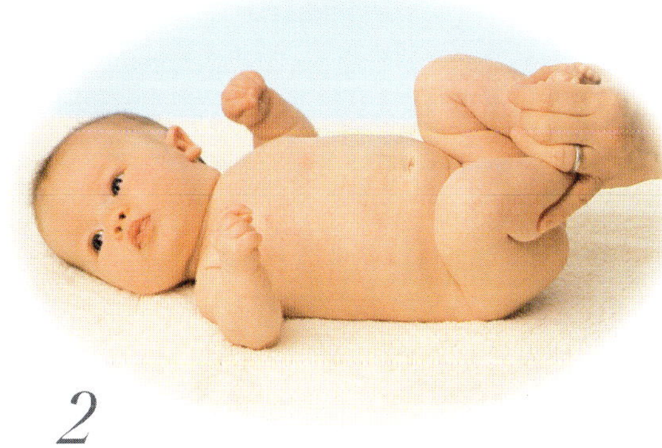

2
....

Jetzt klatschen Sie mit den Füßen Ihres Babys, lassen Sie dabei ihre Knie nach außen fallen.

• *Setzen Sie die Bewegung etwa 20 Sekunden lang fort.*

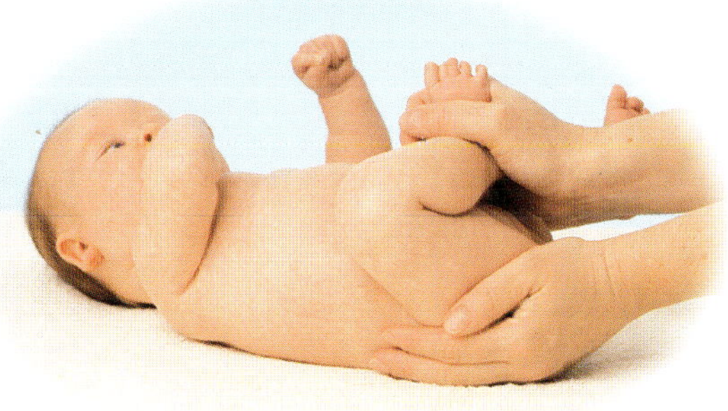

3
....

Mit Ihrer rechten Hand legen Sie den rechten Fuß Ihres Babys auf seinen Bauch, sodass das Knie nach außen fällt. Drücken Sie den Fuß sanft gegen seinen Nabel. Reiben Sie gleichzeitig seine rechte Pobacke und die Rückseite seines Oberschenkels mit Ihrer linken Hand. Nach einer halben Minute schütteln Sie das Bein Ihres Babys sanft, bis es wieder ausgestreckt ist.

• *Wiederholen Sie diesen Ablauf mit dem linken Bein Ihres Babys.*

4
....

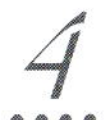

Nehmen Sie die beiden Fußgelenke Ihres Babys und fahren Sie Fahrrad, dann klatschen Sie mit den Fußsohlen Ihres Babys. Drücken Sie die aneinander gelegten Füße zusammen gegen seinen Nabel. Halten Sie die Füße mit Ihrer linken Hand sanft an ihrem Platz, während Sie Ihre rechte unter seinen unteren Rücken legen und sanft massieren.

• *Setzen Sie diese Übung etwa 20 Sekunden lang fort.*

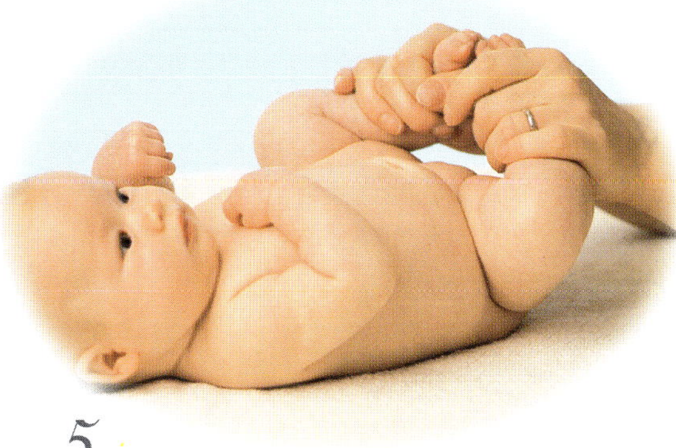

5
....

Schütteln Sie seine Beine sanft, während Sie sie beugen und strecken. Beenden Sie die Massage, indem Sie die Vorderseite der Beine von den Hüften bis zu den Füßen ausstreichen. Setzen Sie dabei das ganze Gewicht Ihrer entspannten Hände ein.

• *Wiederholen Sie die Bewegung vier- bis fünfmal.*

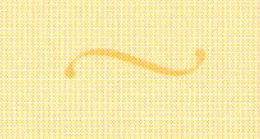

Führen Sie die Massage genau in dieser Reihenfolge aus. Erzwingen Sie nichts und gehen Sie nur so weit, wie das Baby leicht mitgeht. Wenn Ihr Baby sich in einer Position nicht wohl fühlt, fragen Sie Ihren Arzt.

... Bauch ...

Alle unsere Emotionen spiegeln sich im Wechsel der Muskelspannung, und nirgends ist das offensichtlicher als im Bauch – dem Zentrum unserer Gefühle. Angst und Furcht lassen den Bauch fest werden, bei Ruhe und Ausgeglichenheit entspannt er sich. Legen Sie Ihre Hand auf den Bauch Ihres Babys, wenn es sich wohl fühlt, und er ist weich und verformbar. Wenn es aufgeregt ist, fühlt er sich hart und unnachgiebig an.

Bauchmassage hilft ihrem Baby, sich zu entspannen. Sie hilft bei Stress, Kinderängsten und Geburtrauma. Ein entspannter Bauch hat weniger Verdauungsprobleme, weil das Zwerchfell, das den Brustkorb zum Bauch hin abschließt, sich besser bewegen kann. Dadurch erhöht sich das Atemvolumen, und es entsteht eine wellenförmige, innere Bewegung, die die Verdauung mit jedem Atemzug beruhigt. Mit Bauchmassage lindern Sie auch Verstopfung und Koliken.

Warten Sie mit Bauchmassage, bis der Nabel verheilt ist. Massieren Sie den Bauch nicht, wenn Ihr Baby sehr aufgeregt ist. In dem Fall versuchen Sie den „Flieger", S. 84, eine Spezialtechnik, um das Baby zu beruhigen.

Wenn Ihr Baby Bauchmassage nicht mag, streicheln, kitzeln und lockern Sie es, dann legen Sie ihm kurz Ihre ganze Hand auf den Bauch. Wenn Ihr Baby das einmal akzeptiert hat, können Sie zu einer richtigen Bauchmassage übergehen.

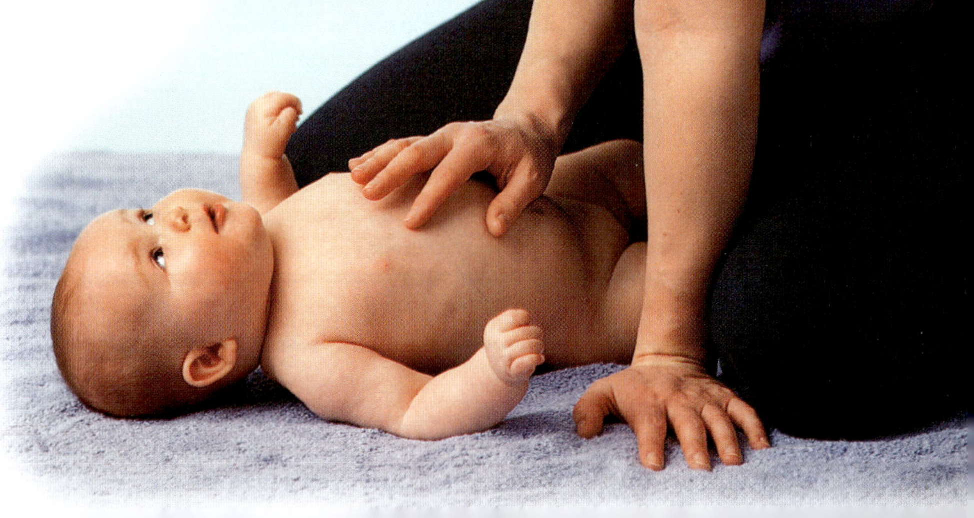

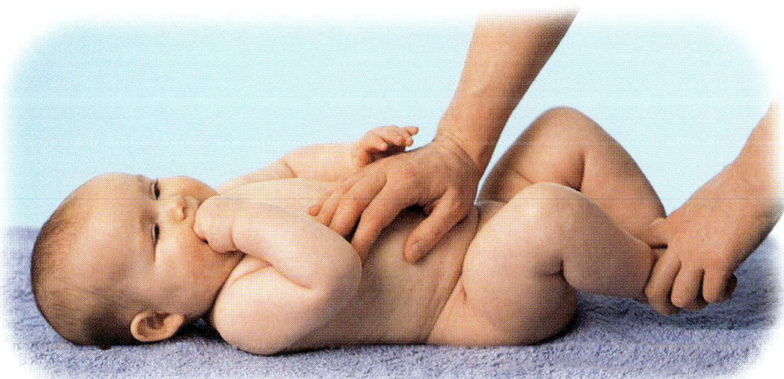

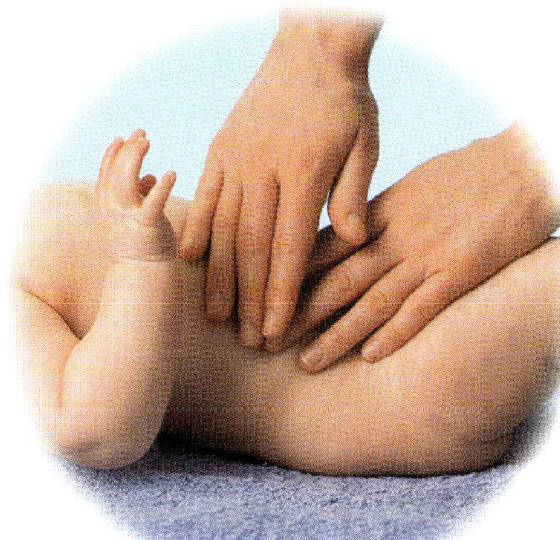

1

Mit dem Gewicht Ihrer entspannten Hand massieren Sie den Bauch im Uhrzeigersinn kreisförmig von links nach rechts. Das ist die gleiche Richtung, in der die Nahrung durch den Verdauungstrakt wandert.

• *Wiederholen Sie vier- bis fünfmal.*

3

Massieren Sie von der Taille – zwischen Rippenrand und Hüfte des Babys – nach unten bis unterhalb des Nabels, eine Hand folgt der anderen.

• *Wiederholen Sie die Bewegung mehrmals auf jeder Seite.*

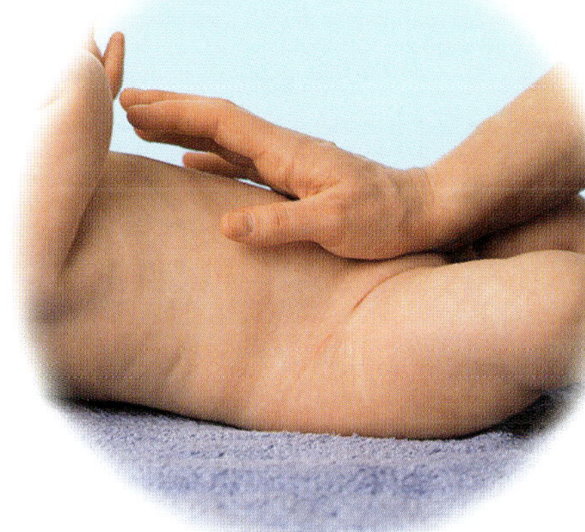

2

Legen Sie Ihre gewölbte Hand quer auf den Bauch Ihres Babys, und drücken Sie sanft von einer Seite zur anderen zwischen Rippenrand und Hüften. Drücken Sie nicht nach unten in den Bauch hinein, das kann dem Baby sehr unangenehm sein.

• *Setzen Sie die Bewegung ungefähr 20 Sekunden lang fort.*

4

Wiederholen Sie den ersten Teil der Massage, indem Sie Ihren gewölbten Handteller im Uhrzeigersinn über den ganzen Bauch bewegen. Jedes Mal, wenn sie den untersten Teil des Bauches – über dem Schambein und unterhalb des Nabels – erreichen, heben Sie Ihre Finger an, sodass der Handballen etwas mehr Druck ausübt. An dieser Stelle befindet sich die Blase und der unterste Darmabschnitt. Deshalb wundern Sie sich nicht, wenn Ihr Baby in diesem Moment uriniert. Auch Luft oder Stuhlgang können herauskommen.

• *Setzen Sie die Bewegung ungefähr 20 Sekunden lang fort.*

... Brustkorb ...

Sauerstoff weckt alle Lebensgeister, und je tiefer wir atmen, desto besser fühlen wir uns. Als Erwachsene atmen wir spontan tief ein oder keuchen, wenn wir einen körperlichen oder seelischen Schock erleben. Wenn wir im Stress sind (der sich durch einen schnellen, oberflächlichen Atemrhythmus auszeichnet), atmen wir extra langsam und tief, um uns selbst zu beruhigen. So erhalten alle Zellen genug Sauerstoff, und wir fühlen uns wohl und entspannt.

Ihr Baby atmet ganz von selbst im optimalen Rhythmus. Seine unteren Rippen und sein Bauch dehnen sich, wenn es einatmet und seine Lungen mit Luft füllt, und sie ziehen sich harmonisch zusammen, wenn es ausatmet und die Lunge sich leert. In der frühen Babyzeit beginnt es, den Brustkorb zu dehnen und tiefer zu atmen, wenn es die Arme ausbreitet und den Rücken räkelt und dehnt, in Vorbereitung der Bewegungsentwicklung und der aufrechten Haltung.

Sie können es in seinem gesunden Atemrhythmus unterstützen und die Vorteile der Bauchatmung nutzen. Ein weiter Brustkorb und ein entspannter Atemrhythmus stützen das Wachstum und die Entwicklung Ihres Kindes, stärken seine Abwehrkräfte gegen Krankheiten und Infektionen und lassen es im Ernstfall schneller gesunden.

Muskelverspannungen im Brustkorb können durch unterdrücktes oder anhaltendes Schreien verursacht werden. Indem Sie den Brustkorb ihres Babys durch Massage mobilisieren, helfen Sie ihm, tiefer und wirkungsvoller zu atmen.

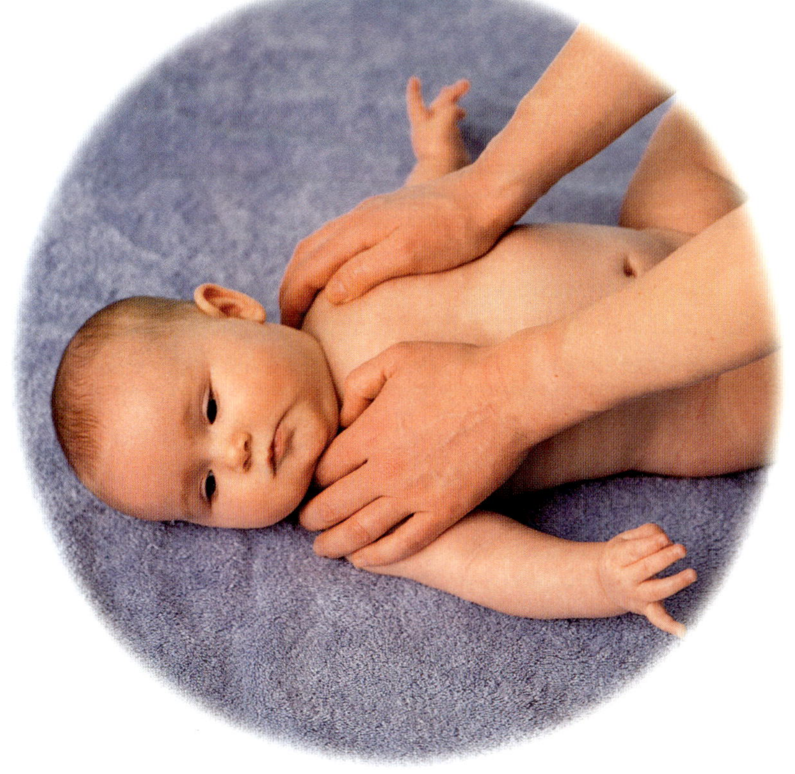

Regelmäßige Massage des Brustkorbs ermöglicht dem Baby Entspannung und tieferes Atmen – es fühlt sich gesund und energiegeladen.

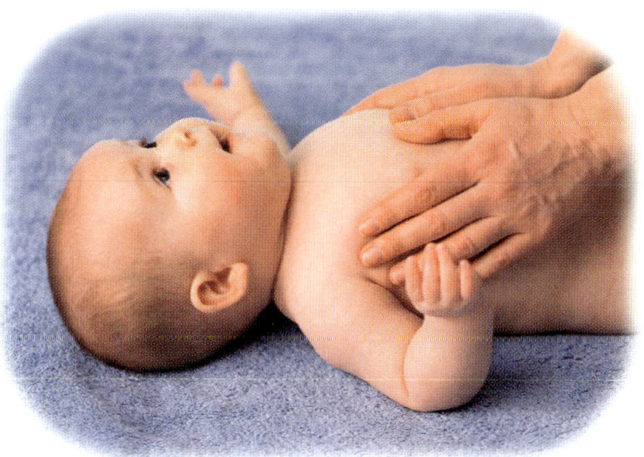

1

Das Baby liegt vor
Ihnen auf dem Boden.
Legen Sie Ihre
entspannten und gut
geölten Hände mitten
auf seinen Brustkorb

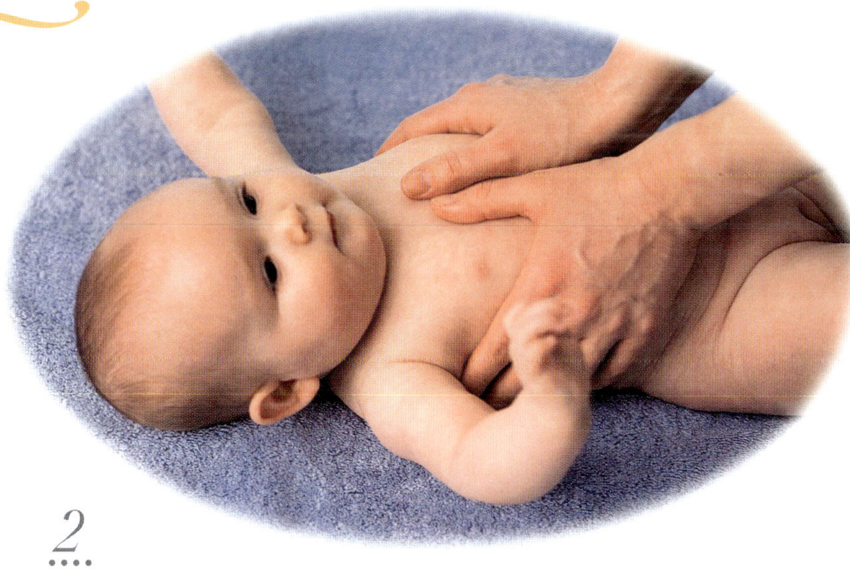

2

Mit den Handballen massieren Sie nach unten und nach außen um den unteren
Brustkorb herum und kehren dann zur Mitte des Brustkorbs zurück.

• *Wiederholen Sie die Bewegung vier- bis fünfmal.*

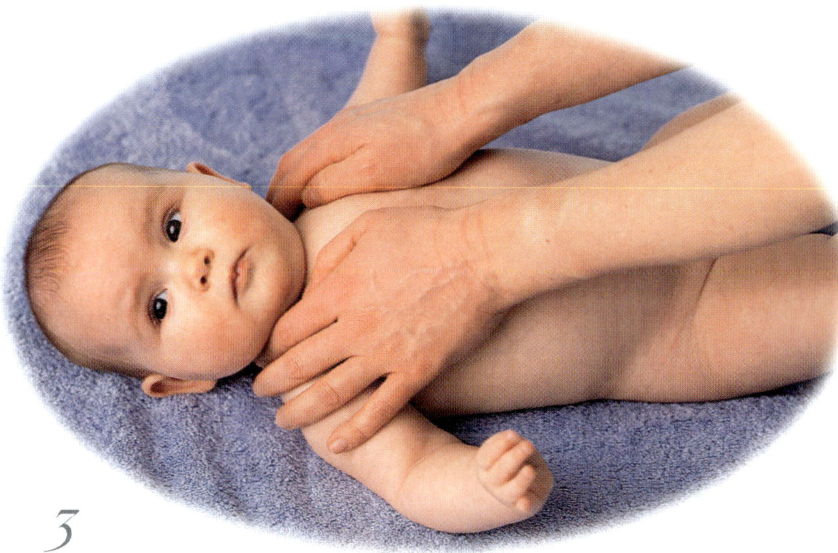

3

Legen Sie Ihre Hände auf den Brustkorb Ihres Babys und massieren Sie nach oben und
nach außen. Kehren Sie dann zur Mitte des Brustkorbs zurück.

• *Wiederholen Sie die Bewegung vier- bis fünfmal.*

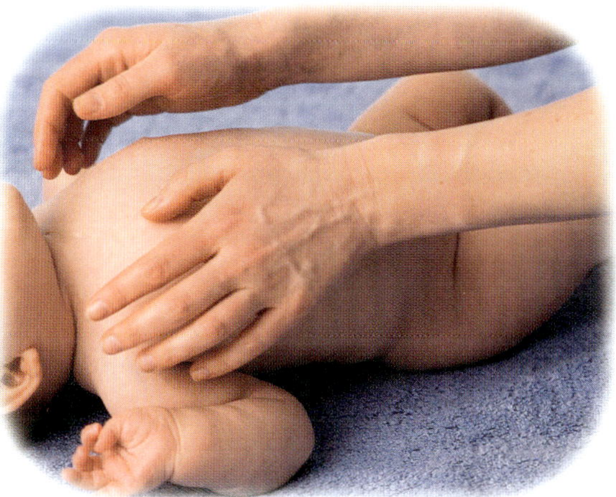

4

Wölben Sie Ihre Hände
und klopfen Sie leicht
den ganzen Brustkorb
ab.

• *Setzen Sie das Klopfen
ungefähr 20 Sekunden
lang fort.*

... Schultern und Arme ...

Ein neugeborenes Baby hält seine Arme gebeugt und ganz eng am Körper. Freiwillig breitet es sie nicht aus. Es kann lange dauern, bis es dazu bereit oder in der Lage ist. Bei einem plötzlichen Geräusch wirft es die Arme reflexartig auseinander und zieht sie wie zu einer Umarmung wieder zusammen. Das ist der Moro- oder Umklammerungsreflex, der zwischen dem dritten und sechsten Lebensmonat, wenn zielgerichtete Bewegungen zunehmen, verschwindet.

Willentlich die Arme auszubreiten erfordert ein Maß an Koordination und Kraft, das das Baby erst allmählich erreicht. Normalerweise öffnet das Baby seine Arme erst nach unten, dann zur Seite, dann nach oben. Die Bewegung zu den Seiten öffnet und entspannt Schultern und Brustkorb, gleichzeitig stärkt sie den oberen Rücken und zieht ihn von einer Seite zur anderen zusammen. Wenn die Arme nach oben gehen, öffnet sich der Brustkorb, und der obere Rücken zieht sich von oben nach unten zusammen.

Wenn Sie die Schultern und Arme Ihres Babys im Sinne ihrer natürlichen Bewegungsentwicklung massieren, gewährleisten Sie die vollkommene Beweglichkeit seiner Schultern und die Weichheit seiner Armmuskeln.

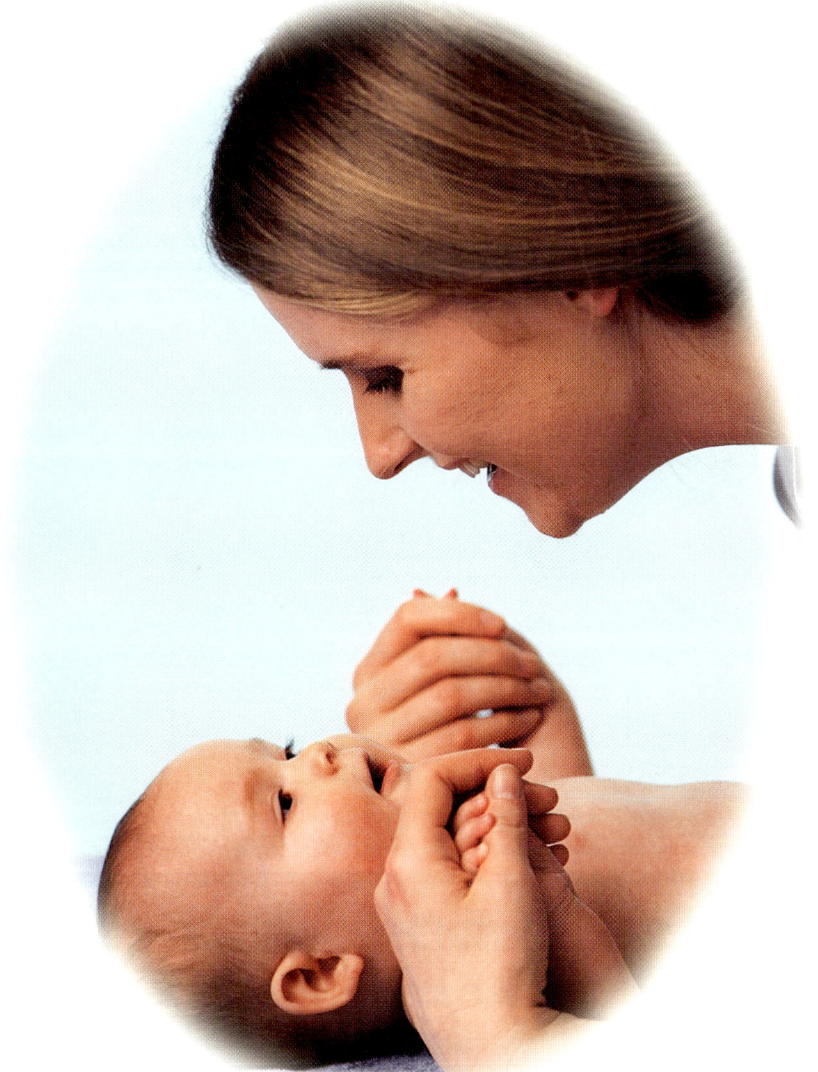

Spielen Sie mit Ihrem Baby während der Massage. Halten Sie ihre Hände und schütteln Sie die Arme leicht, um sie zu lockern.

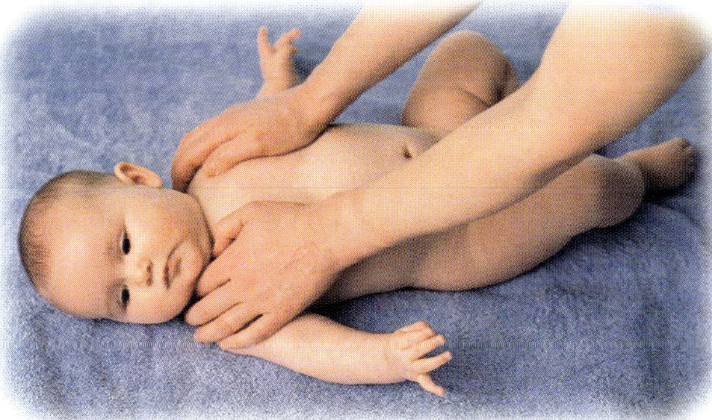

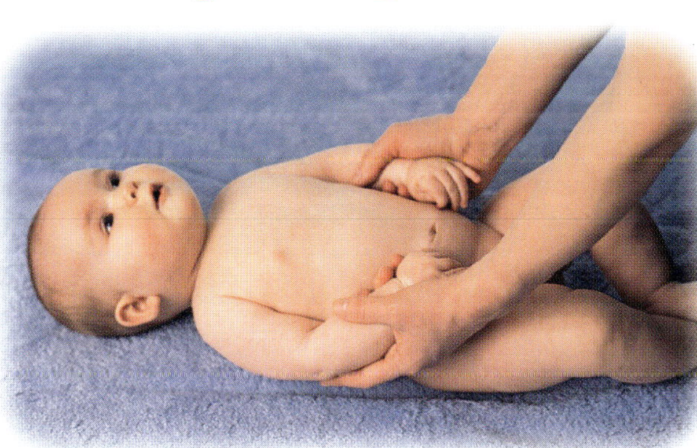

Ihr Baby wird die Arme leichter öffnen, wenn Sie seine Hände vorher schnell zusammenklatschen. Dann ist die Muskulatur entspannt, bevor Sie massieren.

1
....

Ihr Baby liegt vor Ihnen auf dem Rücken. Mit geölten Händen streichen Sie von der Mitte des Brustkorbs nach oben und außen und zurück in die Mitte.

• *Setzen Sie die Bewegung etwa 20 Sekunden lang fort.*

2
....

Von der Mitte des Brustkorbs bewegen Sie Ihre Hände aufwärts, über die Schultern Ihres Babys und streichen – neben seinem Körper – mit Ihren Handflächen sanft die Arme hinunter. Bleiben Sie mit Ihren Händen am Körper Ihres Babys und wandern Sie zurück zur Brustkorbmitte.

• *Wiederholen Sie die Bewegung vier- bis fünfmal.*

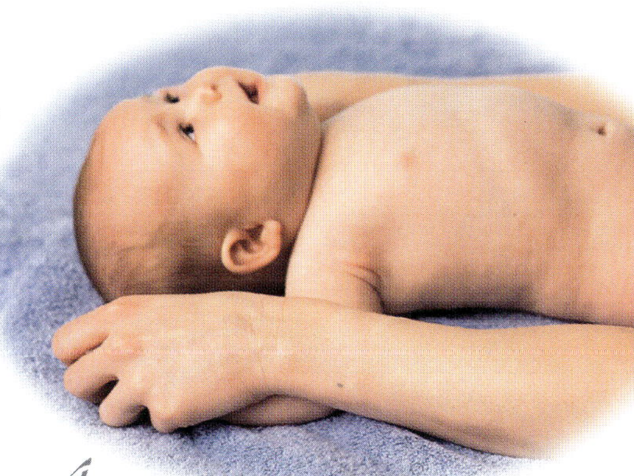

39

3
....

Von der Mitte des Brustkorbs ausgehend, streichen Sie über die Schultern Ihres Babys und dehnen seine Arme sanft in Schulterhöhe nach außen. Streichen Sie bis zu den Händen. Lassen Sie Ihre Hände zurück zur Brustkorbmitte gleiten.

• *Wiederholen Sie die Bewegung vier- bis fünfmal.*

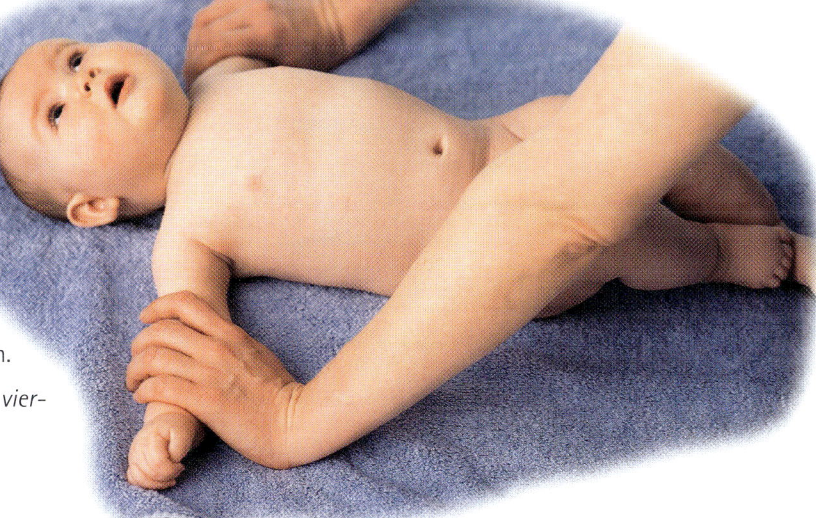

4
....

Wenn Ihr Baby mit den ersten drei Schritten der Massage vertraut ist, können Sie weitergehen. Umfassen Sie den Brustkorb Ihres Babys unter den Achseln und ziehen Sie die Arme sanft durch Ihre Handflächen nach oben, sodass sie über dem Kopf des Babys liegen. Bleiben Sie mit Ihren Händen an den Armen Ihres Babys und gleiten Sie leicht zurück zum Brustkorb.

• *Wiederholen Sie die Bewegung vier- bis fünfmal.*

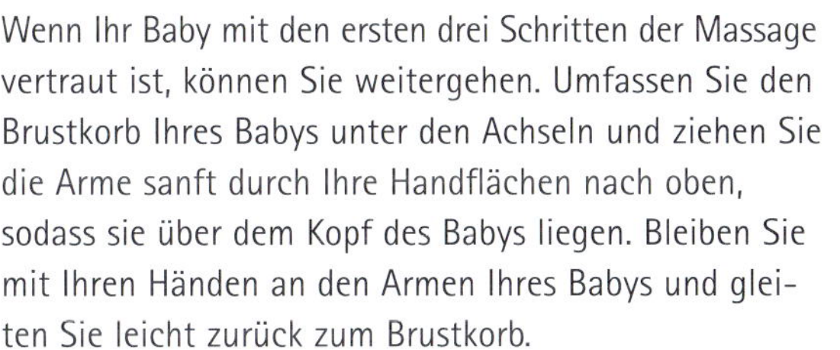

... Hände ...

Unsere Hände sind als Tastinstrumente die besten Wahrnehmungsorgane. Wenn wir von unserem Tastsinn sprechen, assoziieren wir ihn fast ausschließlich mit unseren Händen. Die Qualität unseres täglichen Lebens hängt von unserer manuellen Geschicklichkeit ab. Wir benutzen unsere Hände auf vielfältige Weise, zum Halten, Arbeiten, Streicheln und Kommunizieren.

Ein Neugeborenes muss die nötige Kraft und Koordinationsfähigkeit erst erreichen, ehe es seine Hände effektiv benutzen kann. Wenn Sie die Handfläche eines Babys mit Ihrem Finger berühren, umschließt es den Finger fest. Das ist der sogenannte Greifreflex, eine unwillkürliche Bewegung, die im Lauf des ersten Lebenshalbjahres verschwindet. Die Hände werden allmählich entspannter, geöffneter, und es entwickelt so viel Kontrolle, dass es Dinge, die man ihm gibt, festhalten kann.

Dann dauert es noch einige Zeit, bis Ihr Baby Entfernungen genau genug abschätzen kann, um ein Spielzeug zu ergreifen und festzuhalten. Das beginnt normalerweise um den fünften Monat. Ungefähr im sechsten Monat lernt es, seine Trinkflasche selbst zu halten und Gegenstände von einer Hand in die andere zu nehmen. Im siebten Monat kann es vielleicht schon einen Keks halten und selber essen. Es dauert sicher weitere zwei Monate, bis es Dinge mit Daumen und Zeigefinger nehmen kann und weitere zwei bis drei Monate, bis es Ihnen etwas in die Hand geben und loslassen kann.

Die Massage der Babyhände kann sehr viel Spaß machen und hilft – regelmäßig angewandt – Ihrem Baby, sich zu entspannen und die Händchen zu öffnen.

Etwa mit zwei bis drei Monaten wird Ihr Baby seine Hände intensiv betrachten. Sie können beobachten, wie es die Arme ausstreckt, um einen Gegenstand zu erreichen und zu greifen, lange bevor es ihm wirklich gelingt.

1

Zu Beginn öffnen Sie die Hand Ihres Babys und reiben sie zwischen Ihren Handflächen.

• *Setzen Sie die Massagebewegung etwa 20 Sekunden lang fort.*

2

Jetzt lockern Sie seine Hand noch mehr, indem Sie Handfläche und Handrücken zwischen Daumen und Zeigefingern kneten. Massieren Sie vom Handgelenk aus zu den Fingerchen, indem Sie sanft vor und zurück drücken.

• *Wiederholen Sie die Bewegung drei- bis viermal.*

Wenn Sie für diese Massage Öl verwenden, sollte es organischer Herkunft sein. Wischen Sie hinterher immer Babys Hände ab – Babys saugen immer an ihren Fingern.

3

Spreizen Sie die Finger Ihres Babys und ziehen Sie einen nach dem anderen zwischen Ihrem Daumen und Zeigefinger hindurch.

• *Setzen Sie die Bewegung etwa 20 Sekunden lang fort.*

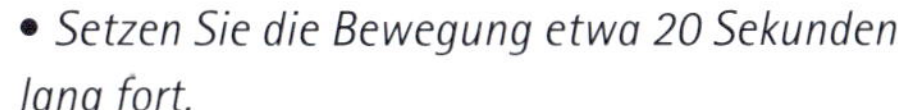

4

Dann reiben Sie seine ganze Hand – Handrücken und Handteller – noch einmal zwischen Ihren Handflächen.

• *Wiederholen Sie den gesamten Ablauf mit seiner anderen Hand.*

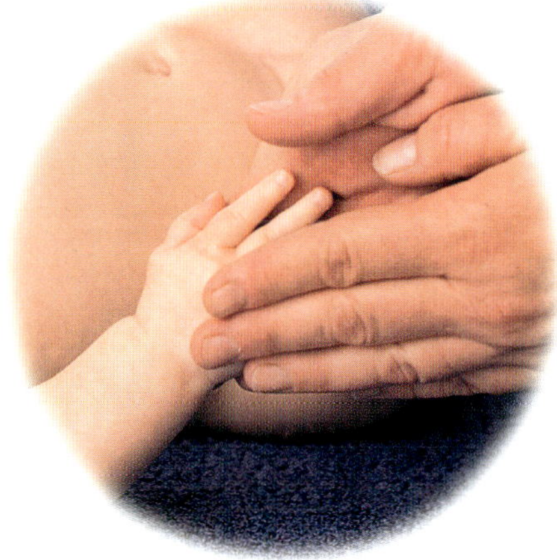

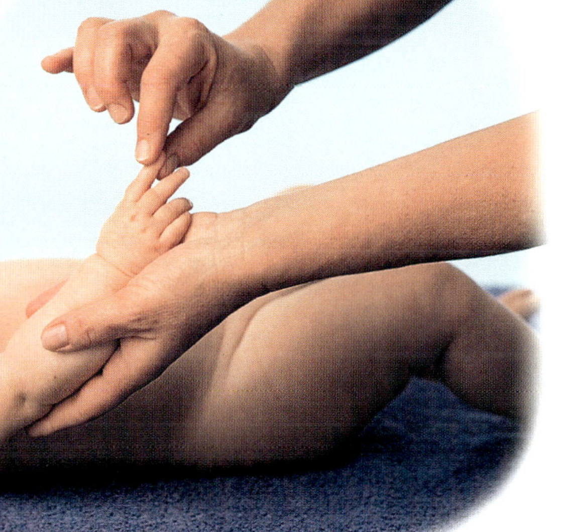

... Rücken und Wirbelsäule ...

Die Wirbelsäule ist von ausschlaggebender Bedeutung für den Aufbau des Knochengerüsts – der Kopf ruht auf ihr, die lebenswichtigen Organe hängen an ihr, und die Gliedmaßen sind mit ihr verbunden. In der Wirbelsäule verborgen liegt das Rückenmark. Sie ist der Ursprung aller Bewegungen. Eine bewegliche und lebendige Wirbelsäule spielt also die Hauptrolle für die Fitness und Gesundheit Ihres Babys, sowohl in der Kindheit als auch in ihrem Erwachsenenleben.

Schon in den ersten Lebenswochen beginnt Ihr Baby, sich auf die Aufrichtung der Wirbelsäule vorzubereiten. Aber erst wenn es auf dem Bauch liegt und allmählich lernt, den Kopf zu heben, werden seine Rückenmuskeln wirklich kräftig. In diesem Stadium „wurzelt" es mit dem Bauch auf dem Boden und hebt nach und nach Kopf, Brustkorb, Schultern, Arme und Beine vom Boden. Schließlich gelingt ihm eine für seine Entwicklung bedeutende Bewegung, das so genannte „Schwimmen".

Massage in dieser Phase des „Schwimmens" gewährleistet, dass der Rücken Ihres Babys kräftig und gleichzeitig biegsam wird, dass es eine exzellente Körperhaltung und einen guten Gleichgewichtssinn entwickelt. Gleichzeitig dehnt sich die Vorderseite seines Körpers, sein Atem wird tiefer und sein Bauch entspannt sich mehr.

Küssen Sie den Kopf ihres Babys und pusten Sie ab und zu über Schultern und Wirbelsäule – lassen Sie die Massage zu einem Vergnügen für Sie und Ihr Baby werden!

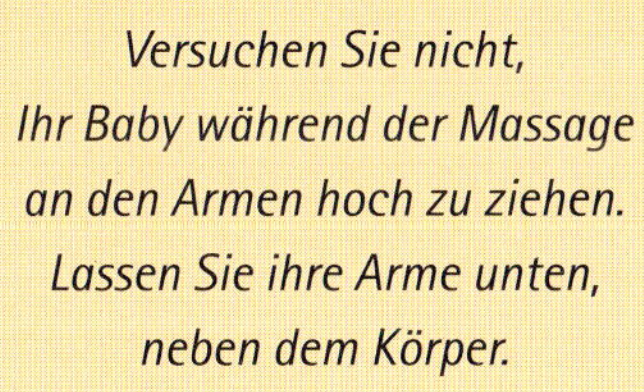

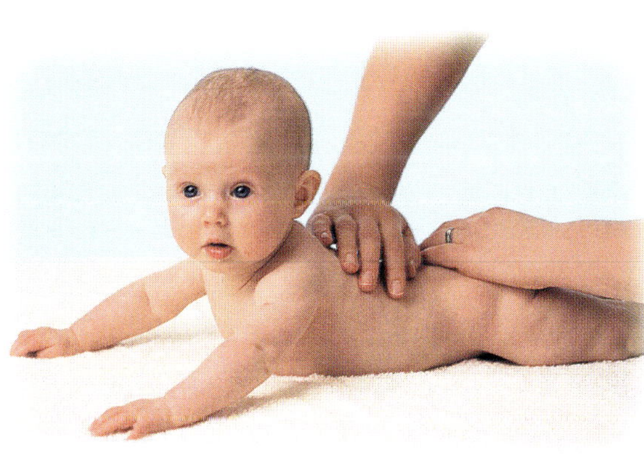

1
....

Nehmen Sie reichlich Öl. Ihr Baby liegt auf dem Bauch. Streichen Sie, indem eine Hand der anderen folgt, mit langen, sicheren Bewegungen den Rücken hinunter, von den Schultern bis zum Ende der Wirbelsäule. Achten Sie darauf, dass Ihre Hände entspannt sind und dass die Massage für Ihr Baby vergnüglich ist, vielleicht kitzeln Sie es zwischendurch ein wenig!

• *Wiederholen Sie die Massage vier- bis fünfmal.*

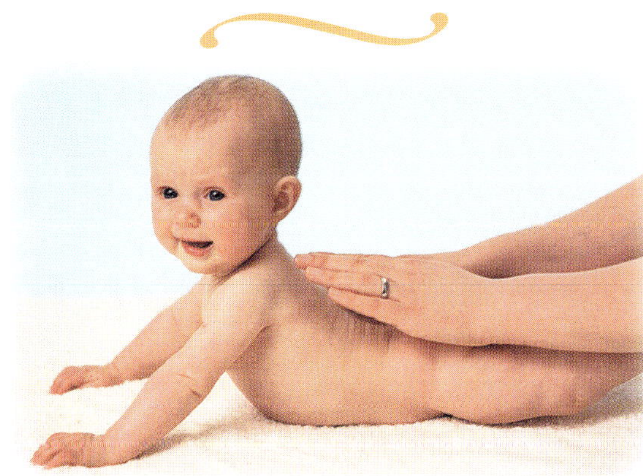

2
....

Klopfen Sie den ganzen Rücken und die Schultern Ihres Babys mit gewölbten Händen ab. Jeder, auch Ihr Baby, hat das gern!

• *Setzen Sie das Klopfen etwa 20 Sekunden lang fort.*

3
....

Wenn Ihr Baby sich mit den Armen aufstützen kann, entwickeln Sie die Massage weiter. Legen Sie eine gut geölte Hand auf die Brust Ihres Babys und streichen Sie damit ein paar Mal über die Vorderseite der linken Babyschulter nach hinten und dann den Arm hinunter. Achten Sie darauf, dass ihr Arm parallel zu seinem Körper liegt und Sie ihn nicht nach oben ziehen.

• *Wiederholen Sie die Massage mit ihrem rechten Arm.*

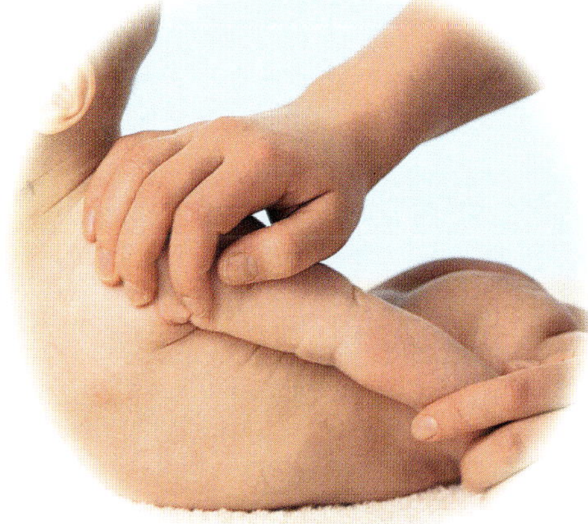

4
....

Beide Hände liegen vorn auf Babys Brustkorb, und Sie ziehen sanft die Schultern zurück, um die Brust zu weiten – so weit, wie das Baby es mag. Führen Sie die Bewegung fort und leiten Sie ihre Arme durch Ihre Handflächen hindurch rückwärts. Wenn Sie loslassen, wird Ihr Baby von selbst in dieser Lage bleiben, bis seine Arme wieder nach vorn gehen und es auf seinen Ellenbogen ruht.

• *Wiederholen Sie die Übung drei- bis viermal.*

43

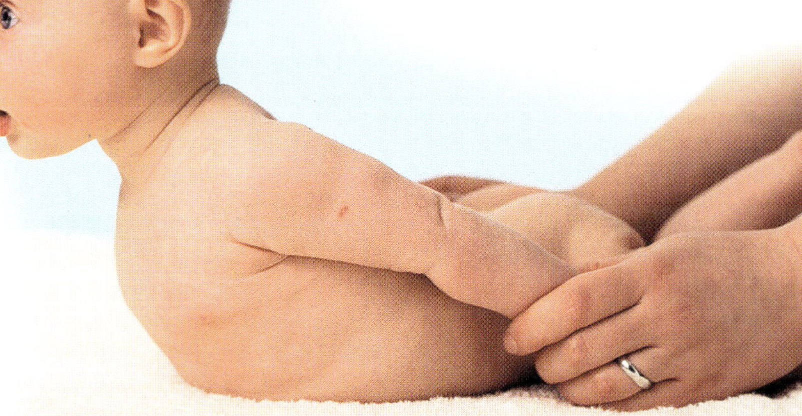
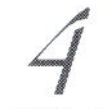

... bis zu Kopf und Hals

Das Köpfchen Ihres Babys schmiegt sich perfekt in Ihre Hand und weil Sie seinen Kopf beim Herumtragen immer halten, bietet er sich für eine Massage geradezu an. Kopf- und Nackenmassage wirkt tröstlich und sehr entspannend und kann fast überall und jederzeit ausgeführt werden. Sie ist außerordentlich wirkungsvoll, besänftigt schnell und ist vollkommen unaufdringlich. Man braucht keinerlei besondere Vorbereitung. Sie müssen Ihr Baby nicht ausziehen und brauchen kein Massageöl.

Auf dem Kopf Ihres Babys können Sie die so genannten Schädelnähte tasten, das sind die Stellen, an denen die Schädelplatten aufeinandertreffen. Da die Schädelplatten beweglich sind, kann sich der Kopf des Babys bei der Geburt dem Geburtskanal anpassen. Ganz oben auf dem Kopf befindet sich die große Fontanelle. Die Haut darüber ist kräftig, massieren Sie dennoch ganz sanft mit den Fingerspitzen und dem Handballen. Manche Babys haben nach der Geburt kleine Verletzungen am Kopf. Warten Sie, bis alle Wunden verheilt sind, bevor Sie mit der Massage beginnen.

Sitzen Sie bequem, das Baby auf Ihrem Schoß, und achten Sie darauf, dass Sie Ihren Arm während der Massage hin und wieder abstützen und ausruhen können.

44

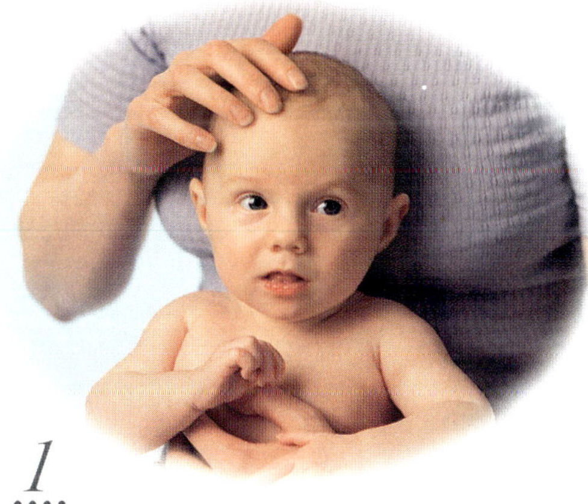

1
....

Zu Beginn massieren Sie mit den Fingerspitzen kreisförmig um den ganzen Kopf Ihres Babys herum.

• *Setzen Sie die Massage für ein bis zwei Minuten fort.*

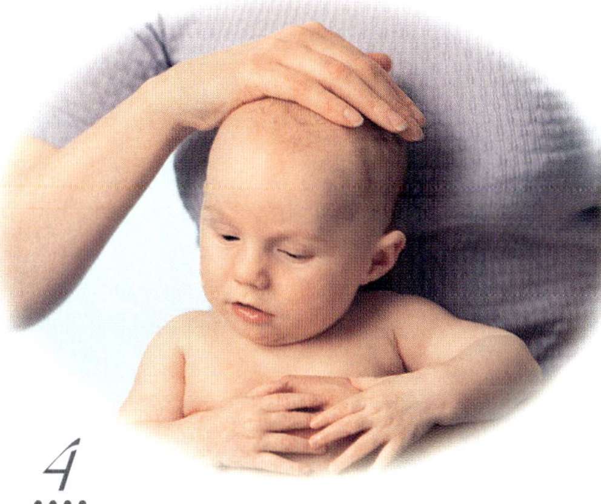

4
....

Sie setzen die kreisförmige Bewegung fort und massieren den gesamten Kopf. Streichen Sie vom Hinterkopf zu den Augenbrauen und über die Schädeldecke.

• *Setzen Sie die Massage fort, so lange Sie mögen.*

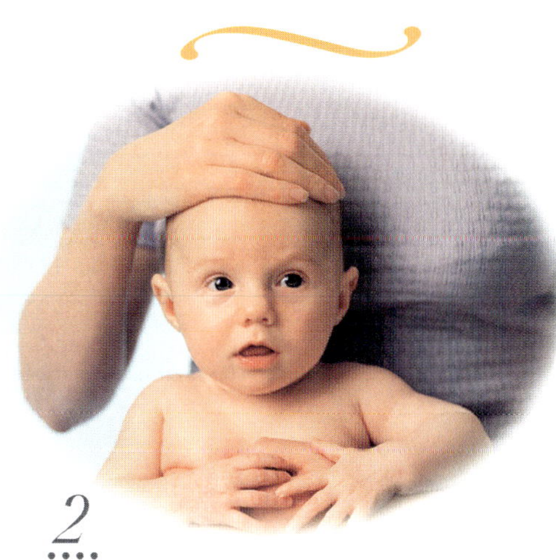

2
....

Dann streichen Sie mit der ganzen Handfläche in einer kreisförmigen Bewegung die Schädeldecke Ihres Babys. Setzen Sie das ganze Gewicht Ihrer entspannten Hand ein.

• *Fahren Sie für ein bis zwei Minuten fort.*

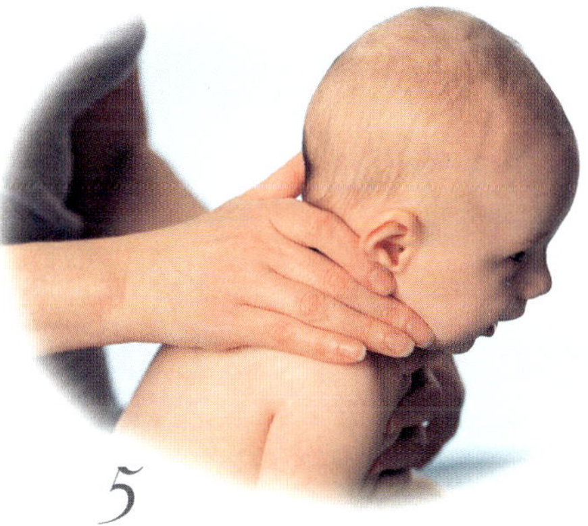

5
....

Jetzt streichen Sie über die Halsrückseite und die Schultern Ihres Babys und massieren die Rückseite des Halses mit Ihren Fingerspitzen.

• *Massieren Sie für ein bis zwei Minuten weiter.*

3
....

Jetzt streichen Sie mit dem Gewicht Ihrer entspannten Handfläche in Kreisen um den Hinterkopf Ihres Babys herum.

• *Setzen Sie die Massage etwa eine Minute lang fort.*

Wenn Sie bei dieser Massage Öl benutzen, achten Sie sorgfältig darauf, dass kein Öl in die Augen Ihres Babys kommt. Das könnte seine Sicht zeitweilig trüben. Am besten wischen Sie ab und zu über seine Augenbrauen. (Regelmäßige Massage mit Olivenöl hilft übrigens gegen Milchschorf.)

Von Kopf bis Fuß

Im Alter von zwei Monaten dehnen sich die Arme und Beine Ihres Babys allmählich, und mit drei Monaten kann sie ihre Glieder leichter ausstrecken. Ermutigen Sie Ihr Baby, sich mit einer Craniosacraltechnik zu entspannen und ihren Körper zu „öffnen".

Anders als die bisher auf S. 28–45 beschriebene Ganzkörpermassage beginnt diese Technik mit dem Kopf (dem Cranium) und wandert den Körper hinunter bis zu den Zehen. Hier liegt der Schwerpunkt auf der körperlichen Ausrichtung und dem inneren Energiefluss vom Kopf nach unten. Diese Technik fördert den freien Energiefluss und beseitigt Einschränkungen im craniosacralen Körperfluss, der Bewegung der Zellen. Gehirn und Rückenmark schwimmen in Flüssigkeit, die sich pulsierend bewegt. Genauso hat jeder Knochen, jedes Organ und jeder Muskel sein pulsierendes Bewegungsmuster. Jede, meist durch Spannungen verursachte Blockade im Fluss kann dadurch beseitigt werden, dass Kopf und Wirbel an ihren richtigen Platz kommen.

Wählen Sie einen geeigneten Zeitpunkt für diese Technik – die beste Zeit ist vielleicht nach der kompletten Massage, wenn Ihr Baby entspannt und glücklich ist, oder nach dem Baden, wenn es am wenigsten aktiv ist.

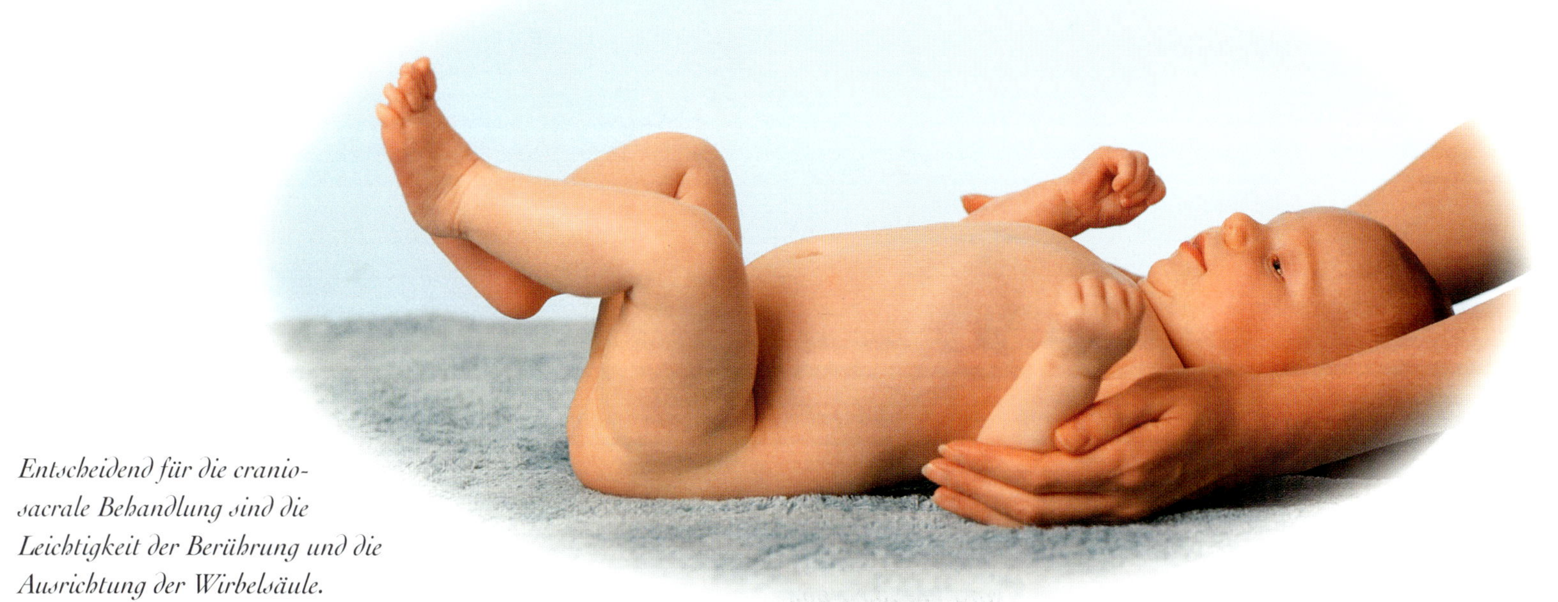

Entscheidend für die craniosacrale Behandlung sind die Leichtigkeit der Berührung und die Ausrichtung der Wirbelsäule.

1

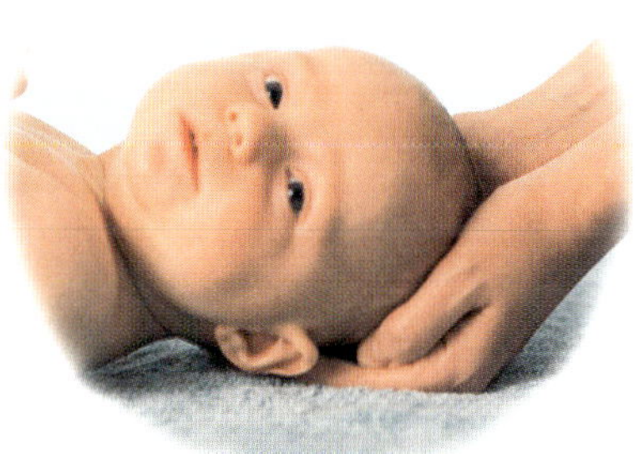

Legen Sie Ihr Baby in Rückenlage vor sich auf den Boden, der Kopf zeigt zu Ihnen. Sitzen Sie bequem hinter seinem Kopf. Schieben Sie Ihre geöffneten und entspannten Handteller unter seinen Kopf und lassen Sie sie wie ein Kissen auf dem Boden ruhen.

2

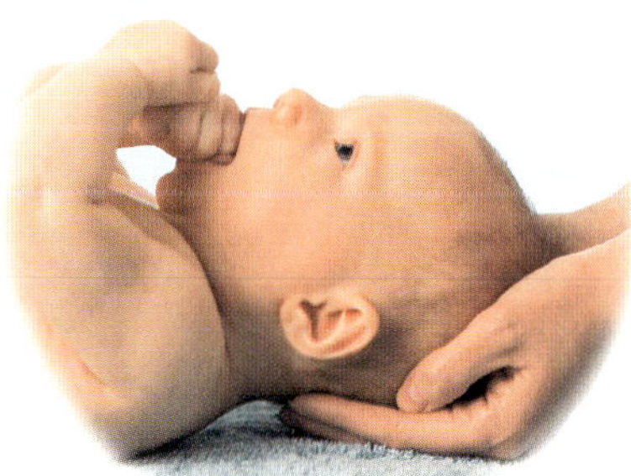

Richten Sie den Kopf Ihres Babys sanft aus, sodass er genau in der Mitte liegt. Sein Kinn berührt die Brust, damit die Rückseite des Halses gedehnt ist. Halten Sie den Kopf Ihres Babys so ein bis zwei Minuten lang, bis es ganz ruhig geworden ist.

3

Wenn Ihr Baby sich daran gewöhnt hat, bitten Sie Ihren Partner, einen Freund oder eine Freundin, Ihnen bei der folgenden Technik zu helfen: Während Sie den Kopf ihres Babys in der oben beschriebenen Weise halten, sitzt Ihr Partner Ihnen gegenüber und hält die Füße des Babys. Er soll die Füße parallel und zusammen halten und langsam die Knie des Babys beugen, bis sie einen rechten Winkel bilden. Die Fußsohlen des Babys sind auf den Partner gerichtet, nicht nach innen und nicht nach außen gedreht. So wird sein Rücken ausgerichtet.

* *Halten Sie die Position ungefähr 20 Sekunden.*

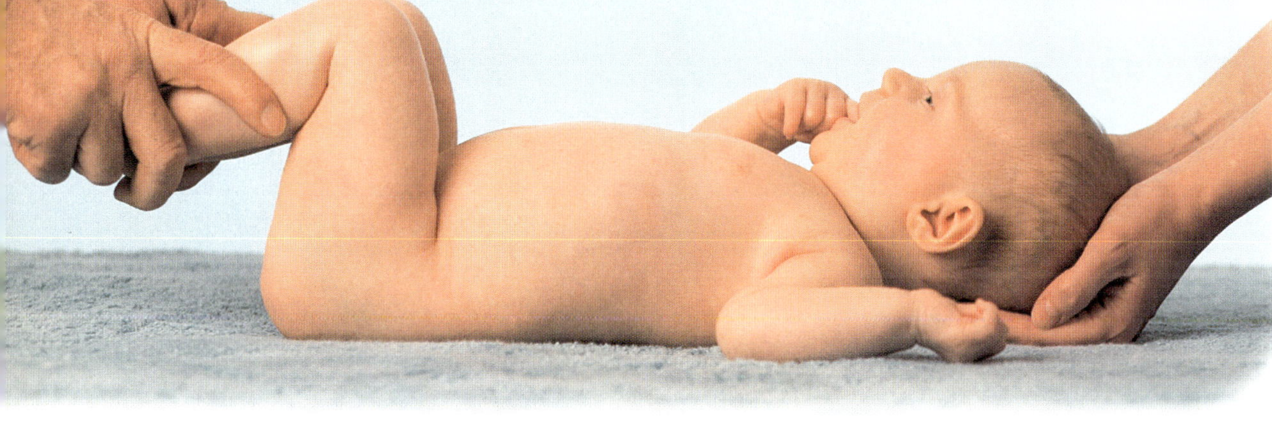

4

Halten Sie weiter den Kopf ihres Babys, während Ihr Partner sanft die Beine wieder gerade schüttelt und dann von den Hüften bis zu den Füßen ausstreicht. Sprechen Sie währenddessen mit ihm oder singen Sie ihm etwas vor.

* *Setzen Sie die Bewegung etwa 20 Sekunden lang fort.*

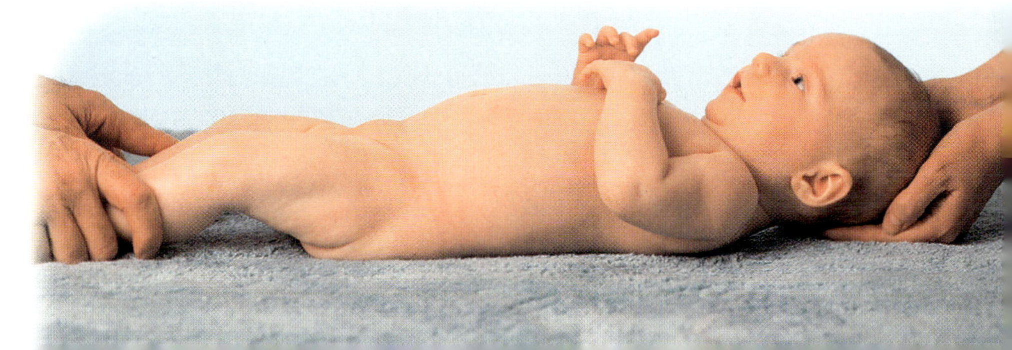

Luftbäder

Babys müssen ab und zu nackt sein, damit frische Luft an ihre Haut kommt. Bekannt als „Luftbad", sorgt das für eine gesunde Haut und stärkt das Immunsystem. Wenn Sie es regelmäßig massieren, ist seine Haut natürlich frischer Luft ausgesetzt, aber auch wenn Sie ihm keine Massage geben, können Sie es eine Weile nackt sein lassen, im Haus und natürlich noch besser draußen. So absorbiert Ihr Baby über die Haut die lebensspendenden und heilenden Eigenschaften von Luft und Licht – wichtige Bausteine für die Synthese von Vitamin D, dem Vitamin, das für den Knochenaufbau notwendig ist.

Zeiten, in denen Ihr Baby keinen Gefallen an Massagen findet, können Sie nutzen, indem Sie Ihrem Baby die Möglichkeit bieten, sich ohne einschränkende Kleidung frei zu bewegen.

Natürlich müssen Sie für eine angenehme Lufttemperatur für Ihr nacktes Baby sorgen. Wenn Ihr Baby draußen nackt ist, achten Sie darauf, dass die Luft warm genug ist und kein kalter Wind weht. In Innenräumen sorgen Sie für einen warmen, gut belüfteten Raum, in dem es nicht zieht. Öl auf der Haut verstärkt die Wirkung von kalter Luft und Sonne auf die Haut. Bleiben Sie auf jeden Fall in der Nähe und lassen Sie es nicht aus den Augen.

Babys im Alter von zwei Monaten und älter sind ausgesprochen gerne nackt. Die Haut in Licht und Luft zu baden beugt vor und heilt kleine Hautveränderungen, z. B. einen wunden Po.

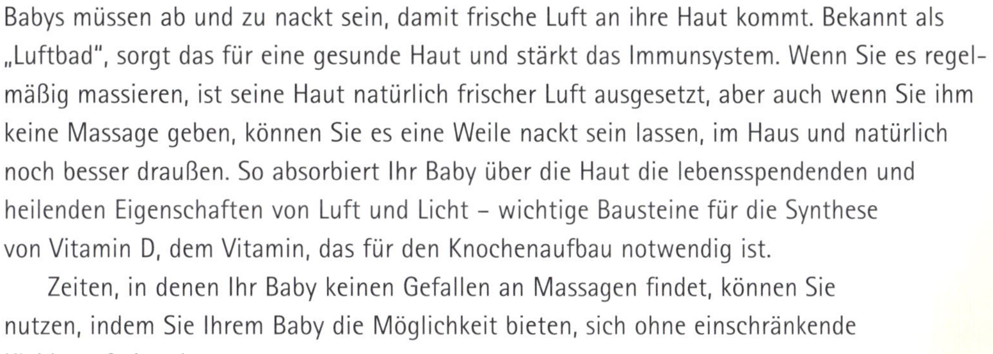

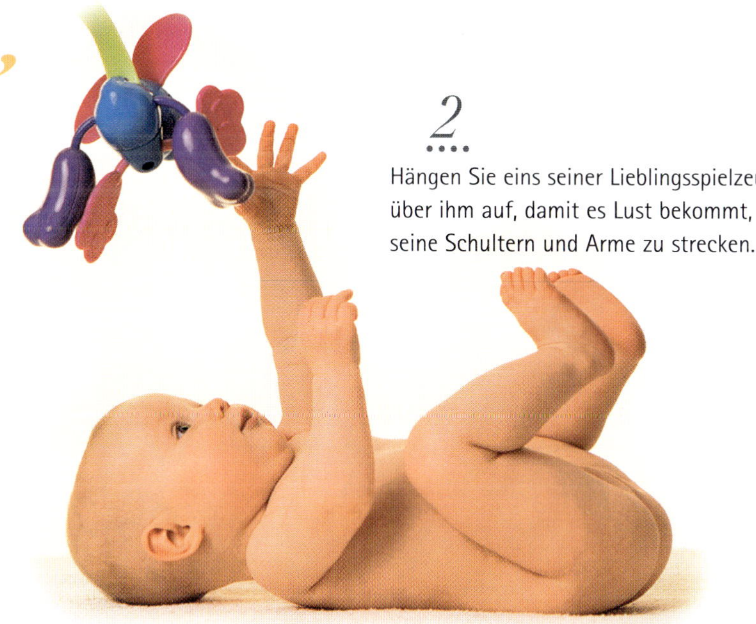

1

Loben Sie Ihr Baby, wenn es seine Füße ergreifen und an den Zehen lutschen kann – ist es nicht wunderbar, wie geschickt seine Bewegungen sind?

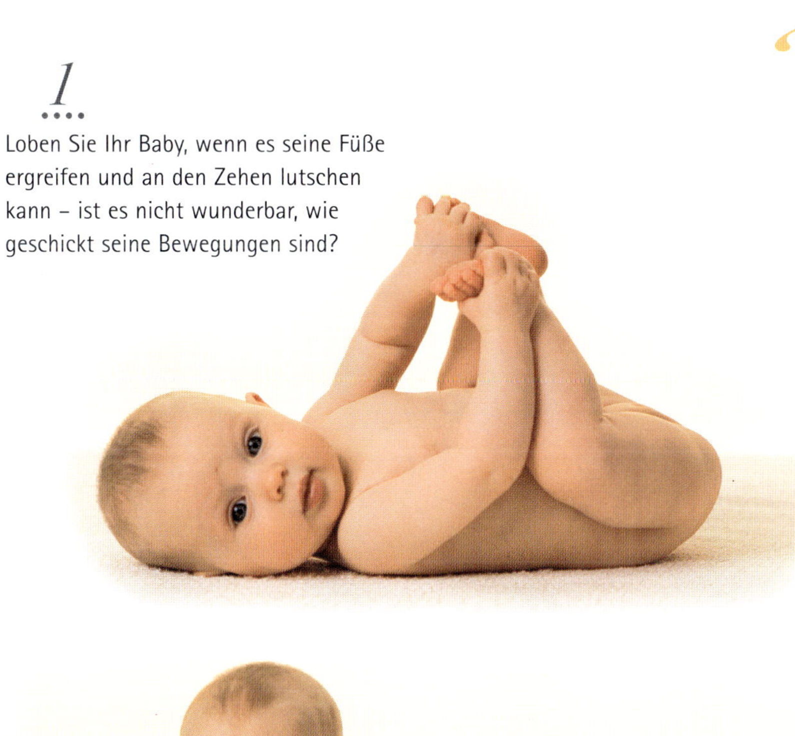

2

Hängen Sie eins seiner Lieblingsspielzeuge über ihm auf, damit es Lust bekommt, seine Schultern und Arme zu strecken.

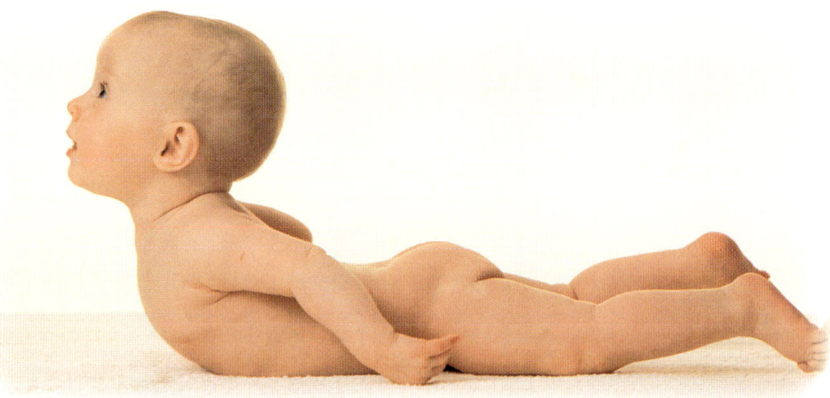

3

Lassen Sie es auf dem Bauch liegen, damit es seinen Rücken strecken und trainieren kann.

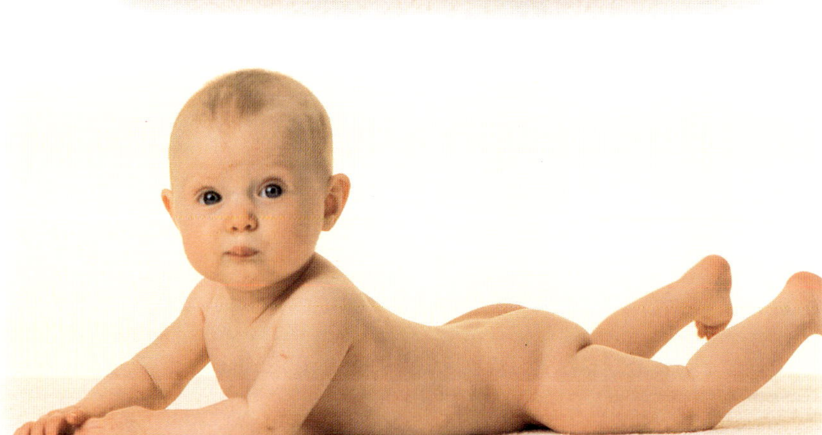

4

Sobald ihm die Bauchlage leicht fällt, wird es sich noch mehr anstrengen, indem es Arme und Schultern nach hinten zieht.

Die aufrechte Haltung

Die motorische Entwicklung folgt Naturgesetzen, und wie bei der geistigen Entwicklung kann jedes neue Stadium nur erreicht werden, wenn das vorhergehende erreicht wurde. Beispielsweise muss Ihr Baby erst sitzen, bevor es stehen kann, und stehen, bevor es laufen lernt und so weiter. Das Alter, in dem es sitzt, krabbelt, steht und läuft, hat keinen Einfluss auf seine intellektuellen Fähigkeiten. Jedes Kind ist einzigartig und entwickelt sich gemäß der ihm eigenen Zeit. Manche Babys sitzen spät und laufen früh, während andere früh sitzen und spät laufen.

Gut zu sitzen ist eine Kunst, eine große Leistung für kleine Babys, und wie bei allen Entwicklungsschritten sollten Sie Ihr Baby nicht zum Sitzen animieren, wenn es noch nicht in der Lage dazu ist. Es gibt keinen vorgeschriebenen Zeitpunkt, zu dem es sitzen können sollte, deshalb richten Sie sich nach ihm. Sie können ihm helfen, dieses Entwicklungsstadium zu erreichen, und es mit Massage begleiten, sodass es die gesündeste Körperhaltung entwickelt, die es sich nur wünschen kann und in der es sich am wohlsten fühlt.

Wenn es sich alleine aufsetzen kann, wird die Massage unter Umständen zu einer echten Herausforderung, vielleicht, weil es jetzt nicht mehr still liegen will. Sie können daran arbeiten, seine wechselnden Körperhaltungen der Massage anzupassen, sodass es weiterhin die Vorteile einer einfühlsamen Massage erfährt.

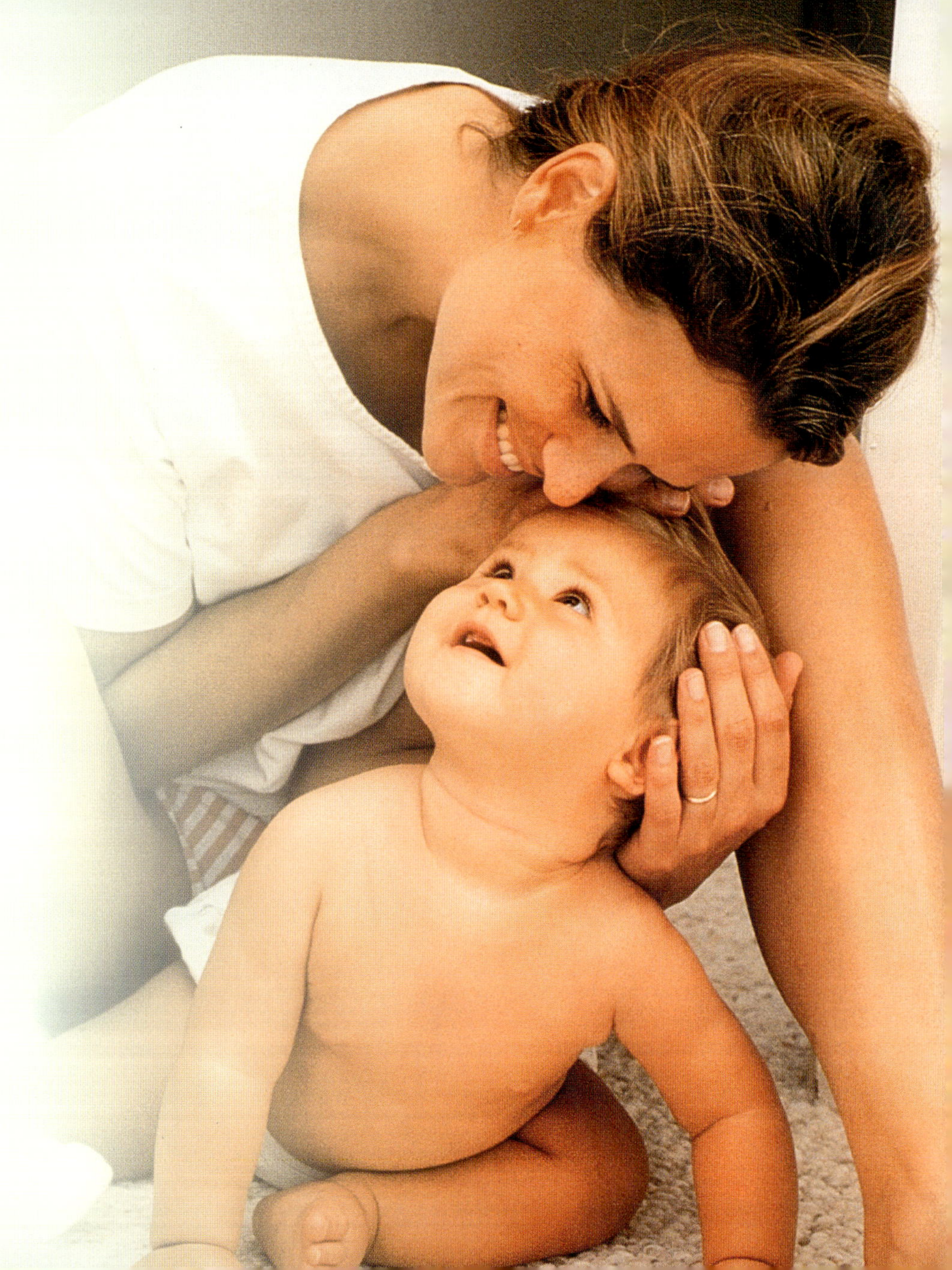

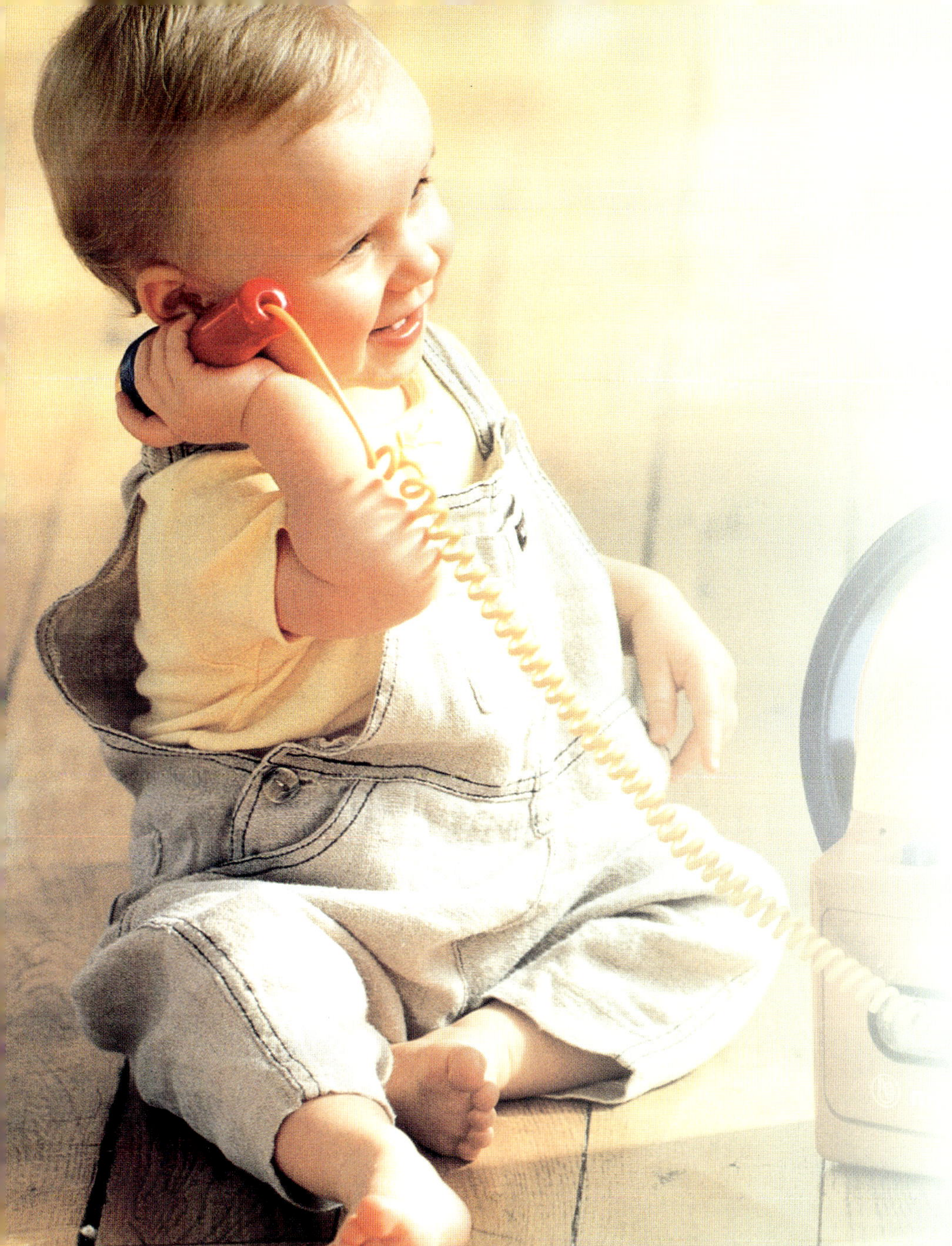

Die wichtigsten Vorteile

- Ihr Baby gewinnt eine gesunde und entspannte Körperhaltung.

- Sie erhalten ihm die gesunde Bauchatmung.

- Sie unterstützen seine Verdauung.

- Ihr Baby kann seine Wirbelsäume frei und leicht nach vorn bewegen.

- Es stabilisiert seine aufrechte Haltung und findet Hilfe beim freien Sitzen.

- Die Massage wird an die zunehmende Beweglichkeit Ihres Babys angepasst.

So lernt Ihr Baby sitzen

In den ersten Wochen kann Ihr Baby den Kopf nur kurz halten, und jeder Versuch, es zum Sitzen hochzuziehen, bevor es dazu in der Lage ist, endet damit, dass sein Kopf nach vorn hängt und sein Rücken rund wird. Das ist eine unbequeme und ungesunde Haltung. Sie schwächt die Wirbelsäule, behindert Atem und Verdauung und sollte nach Möglichkeit vermieden werden.

Nach etwa drei Monaten könnte ihr Baby genug Kraft in Schultern und Nacken entwickelt haben, sodass Sie eine gesunde Sitzhaltung vorbereiten können. Wenn es in Bauchlage Kopf und Brustkorb hochhält, kann es – mit Ihrer Hilfe – mit den Vorstadien des Sitzens beginnen.

Um bequem zu sitzen, müssen die Hüftgelenke Ihres Babys so beweglich sein, dass es leicht vorwärtsgelehnt auf der Rückseite seiner Beine sitzen kann. Diese Körperhaltung erlaubt freie Beweglichkeit der Wirbelsäule nach vorn. So kann sein Brustkorb weit bleiben, die Atmung wird nicht eingeschränkt, und der Bauch ist entspannt, die Verdauung wird nicht behindert.

Unerlässlich: Achten Sie auf die kleinsten Signale Ihres Babys. Sobald es keine Lust mehr hat, hören Sie auf und fangen erst in einigen Wochen wieder an. Zum ausdauernden Sitzen ist Ihr Kind ohnehin frühestens mit sechs Monaten in der Lage. Bis dahin kann es lediglich darum gehen, ihm das Aufrichten schmackhaft zu machen.

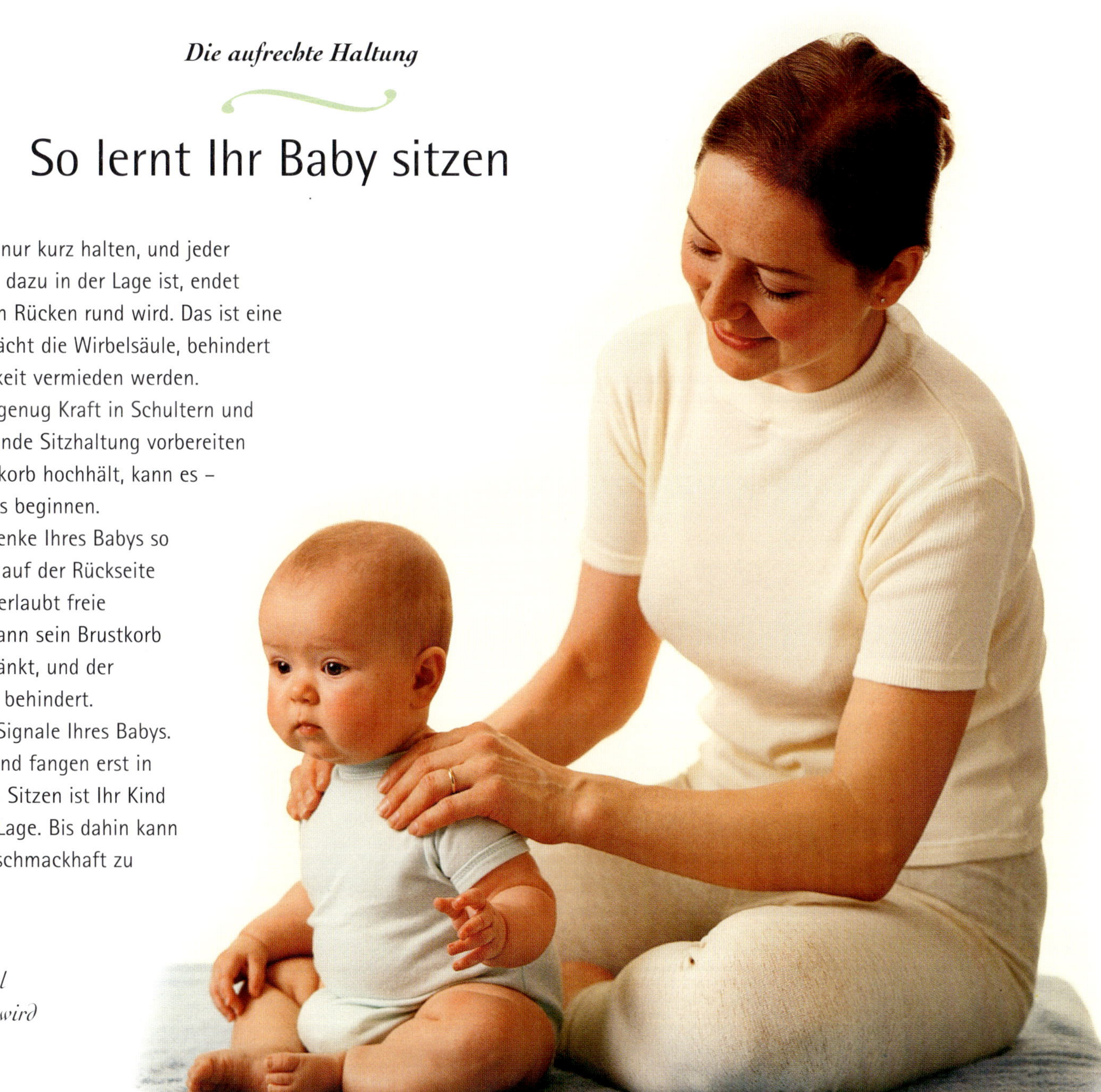

Wenn es es einmal kann, verbringt Ihr Baby viel Zeit im Sitzen mit geradem Rücken. Im Sitzen wird es sich viele andere Fertigkeiten aneignen.

1

Setzen Sie Ihr Baby auf, die Knie sind geöffnet und die Füße liegen aneinander. Knien Sie hinter ihm und legen Sie Ihre linke Hand um seinen Brustkorb, sodass cs sich, von Ihrer Handfläche unterstützt, nach vorn lehnen kann und sein Gewicht auf der Rückseite seiner Beine ruht.

2

Jetzt streichen Sie, mit den Fingerspitzen Ihrer Rechten über den Kopf Ihres Babys, um es zu beruhigen.

• *Setzen Sie die Massage etwa 20 Sekunden lang fort.*

3

Entspannen Sie Ihre Hand und massieren Sie mit dem Handteller sanft über Schädeldecke und Schläfen Ihres Babys.

• *Setzen Sie die Massage etwa 20 Sekunden lang fort.*

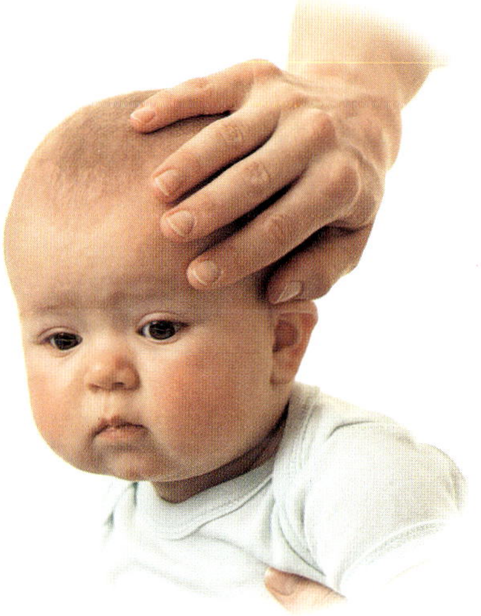

4

Streichen Sie über den Hinterkopf und den Rücken Ihres Babys bis zum Becken. Nutzen Sie das Gewicht Ihrer entspannten Hand. Das macht es ihm leichter, sein Körpergewicht in die Oberschenkel zu verlagern, und das wiederum dehnt den unteren Rücken für eine gesunde Aufrichtung.

• *Setzen Sie die Massage etwa 20 Sekunden lang fort.*

Gestütztes Sitzen

Ihr Baby wird kräftiger, wenn Sie es ab und zu für ein Weilchen in die vorgebeugte Sitzhaltung bringen. Wenn es in Bauchlage den Oberkörper mit den Armen abstützt und hochstemmt, kann es lernen, für kurze Zeit ohne Ihre Hilfe frei zu sitzen. Wenn es vorher versucht, frei zu sitzen, fällt es einfach nach hinten, zur Seite oder nach vorn. Sorgen Sie dafür, dass es von allen Seiten gestützt ist.

Wenn Sie es hinsetzen, mit geöffneten Knien und aneinandergelegten Füßen, lehnen Sie es über ein langes Kissen nach vorn und polstern Sie es seitlich und von hinten mit Kissen, sodass es in einem Dreieck eingeschlossen sitzt. Wenn Sie es selber stützen und Ihre Hände den Platz der Kissen einnehmen, können Sie Ihr Baby mit Massage zum nächsten Stadium des Sitzens begleiten, immer vorausgesetzt, dass es gut sitzt, nämlich auf der Rückseite seiner Oberschenkel.

Wenn Ihr Baby für kurze Zeit im Schneidersitz sitzt, polstern Sie es rundherum mit Kissen.

Lassen Sie Ihr Baby nie allein, wenn es von Kissen gestützt sitzt.

1.

Nehmen Sie die Kissen weg, damit Ihr Baby so lange, wie es für es bequem ist, sitzt. Es stützt sich dabei nach vorn auf seine Arme. Um es zu stabilisieren, können Sie es leicht um die Taille herum halten.

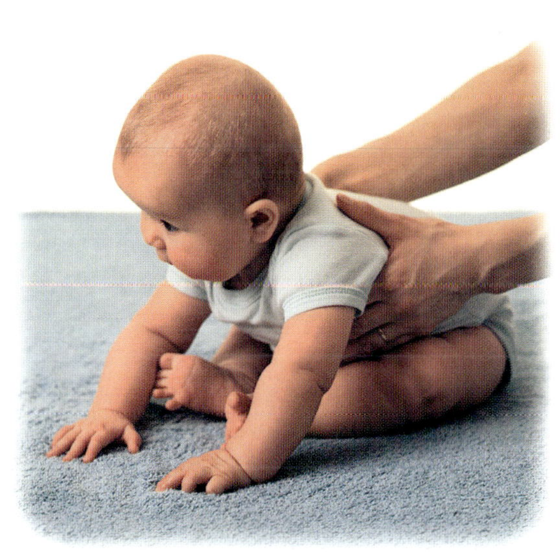

2.

Jetzt legen Sie Ihre Hände auf seine Oberschenkel und Knie, damit es nicht nach vorn oder zur Seite purzelt, während es sich auf seine Arme stützt.

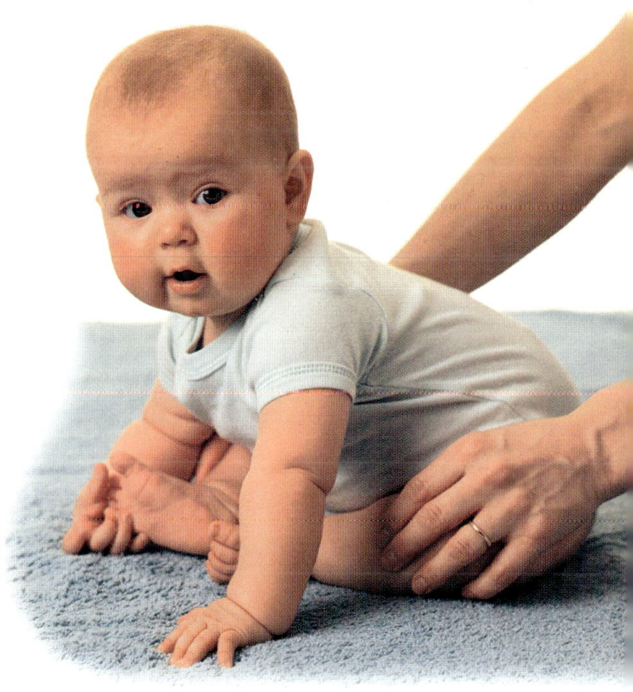

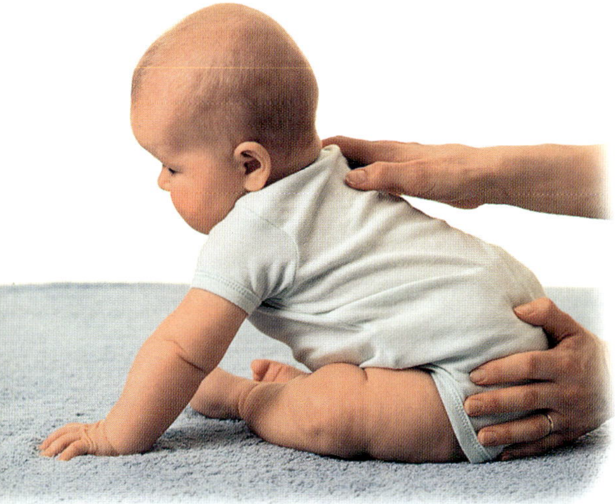

3.

Das können Sie üben, bis Ihr Baby in dieser Position wirklich sicher und bequem sitzt. Dann können Sie die Bewegung weiterführen. Stabilisieren Sie es mit einer Hand und drücken Sie mit der anderen die Rückseite seines Beckens nach unten, um es zu „erden".

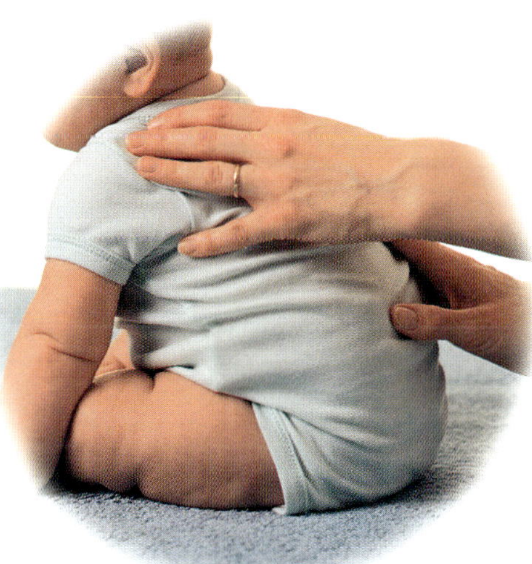

4.

Wenn Ihr Baby sich in dieser Position sicher fühlt, können Sie beginnen, ihm den Rücken zu streichen. Massieren Sie, indem eine Hand der anderen folgt, von oben nach unten und drücken Sie weiterhin die Rückseite seines Beckens nach unten.

Freies Sitzen

Wenn Ihr Baby sich in Bauchlage mit den Armen hochstemmen kann, sodass die Arme gestreckt sind, wissen Sie, dass es frei und ohne Stütze sitzen kann. Anfangs gelingt es ihm nicht, sich allein und ohne Hilfe aufzusetzen oder aus dem Sitzen in eine andere Position zu wechseln. Aber wenn es einige Wochen übt, entwickelt sich sein Gleichgewichtssinn so weit, dass es für kurze Zeit sitzen kann, ohne seine Arme aufzustützen. Das geschieht ungefähr im Alter von sieben Monaten. Es sollte immer noch nicht allein sein, wenn es sitzt.

Wenn es ganz sicher allein sitzt, kann es es genießen, die Welt aus einer ganz neuen Perspektive zu beobachten. Es greift nach seinem Lieblingsspielzeug, es kann einen Becher oder einen Zwieback nehmen, und es streckt die Arme nach Ihnen aus, weil es hochgehoben werden möchte.

Massage kann Ihrem Baby in diesem Stadium helfen, seine Körperhaltung zu stärken und zu festigen und Vertrauen in seine neuerworbene Fähigkeit zu gewinnen. Wenn Sie jetzt mit dem Baby arbeiten, sollten Sie Elemente aus der Ganzkörpermassage (S. 28-45) einbringen. Sie können einige Massagetechniken der sitzenden Körperhaltung Ihres Babys anpassen und sich auf die konzentrieren, die für es in diesem Stadium am förderlichsten sind.

Dies ist ein wichtiger Entwicklungsschritt für Ihr Baby. Forcieren Sie nichts und drängen Sie es nicht aus Begeisterung in das nächste Stadium, in welchem es krabbeln lernt.

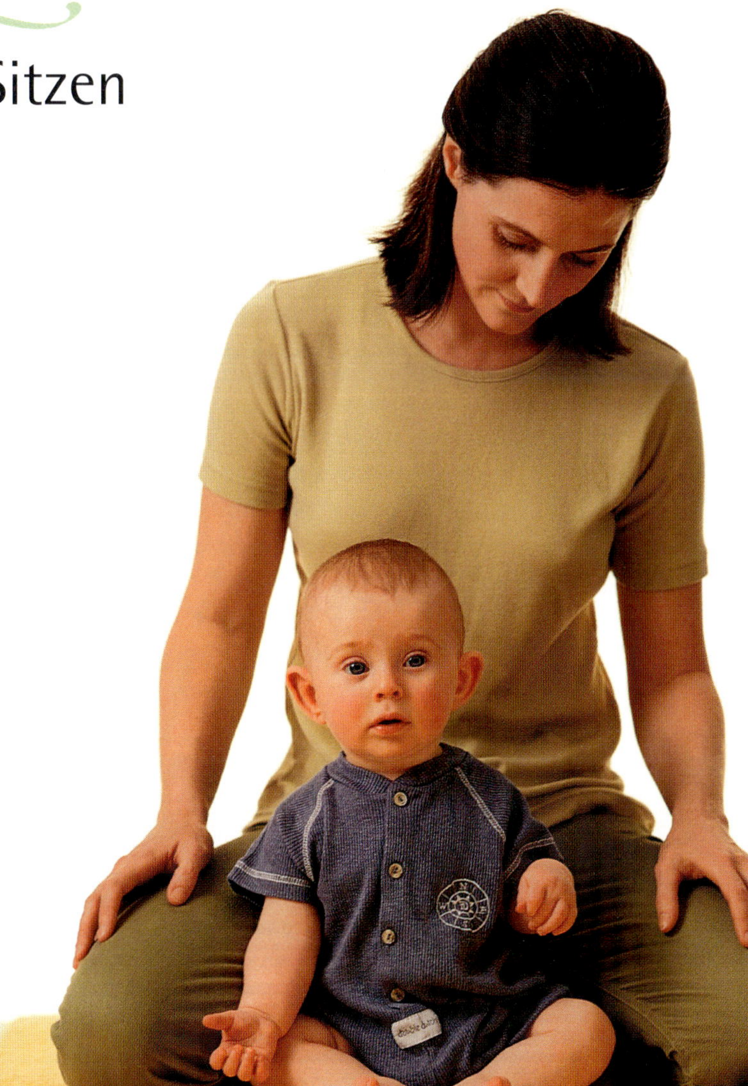

Wenn Sie sich hinknien und Ihr Baby zwischen den Knien halten, können Sie es beim freien Sitzen abstützen – falls es das braucht.

1

Knien Sie sich hinter Ihr Baby und streichen Sie seinen Rücken hinunter. Eine Hand folgt der anderen. Streichen Sie um seine Hüften und über seine Beine.

• *Setzen Sie die Massage etwa 20 Sekunden lang fort.*

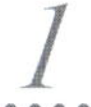

2

Streichen Sie über seine Schultern und ziehen Sie seine Arme durch Ihre entspannten Handflächen nach unten und zur Seite. Das verbessert die Balance seines Oberkörpers. Wenn Sie möchten, können Sie Öl verwenden, damit Ihre Hände besser über die Arme gleiten und Sie Ihr Baby nicht aus dem Gleichgewicht bringen.

• *Setzen Sie die Massage etwa 20 Sekunden lang fort.*

3

Wenn Ihr Baby nicht gerade gegessen hat, drücken Sie leicht auf seinen Bauch und lassen Sie Ihre entspannte Hand im Uhrzeigersinn kreisen. Helfen Sie ihm, den Bauch weiterhin zu entspannen, auch wenn es jetzt mehr Zeit im Sitzen verbringt.

• *Setzen Sie die Massage etwa 20 Sekunden lang fort.*

Sitzen auf Japanisch

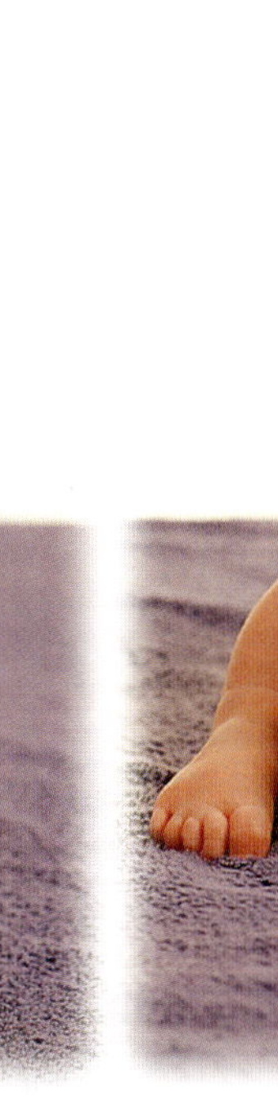

Wenn Ihr Baby sicher im Schneidersitz sitzt und bereit ist, sich auf alle Viere zu begeben, lehnt es sich über seine Füße und zieht sich nach vorn auf die Hände und die Knie. Vielleicht verbringt es einige Zeit damit, vor und zurück zu schaukeln, aber dann bringt es die Knie zusammen und sitzt schließlich zwischen seinen Füßen – eine traditionelle japanische Sitzhaltung. Das ist eine gute Voraussetzung, um vom Sitzen ins Krabbeln zu kommen, und möglicherweise zieht Ihr Baby diese Haltung dem Schneidersitz vor.

Wählen Sie einen geeigneten Moment, wenn Sie Ihr Baby in dieser Position massieren wollen. Sobald es in Bewegung gekommen ist, will es nicht mehr lange stillhalten.

Manche Babys drehen ihre Füße in dieser Sitzhaltung nach außen. Wenn Sie das bei Ihrem Baby beobachten, versuchen Sie, es zu korrigieren, indem Sie seine Füße sanft nach innen drehen. Das ist gesünder für seine Knie und die Hüftgelenke.

58

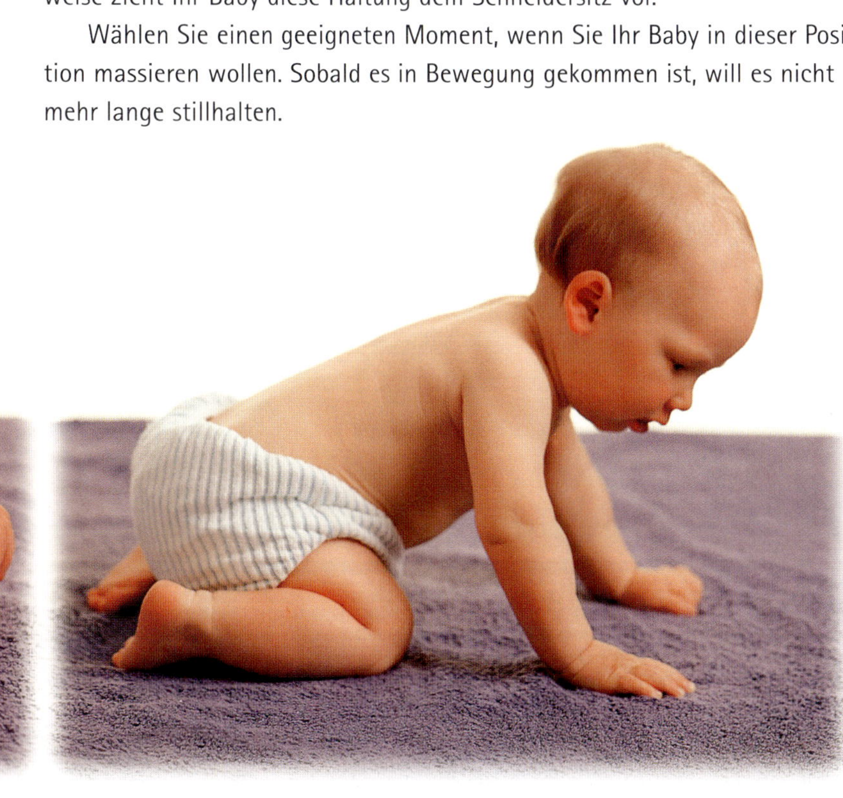

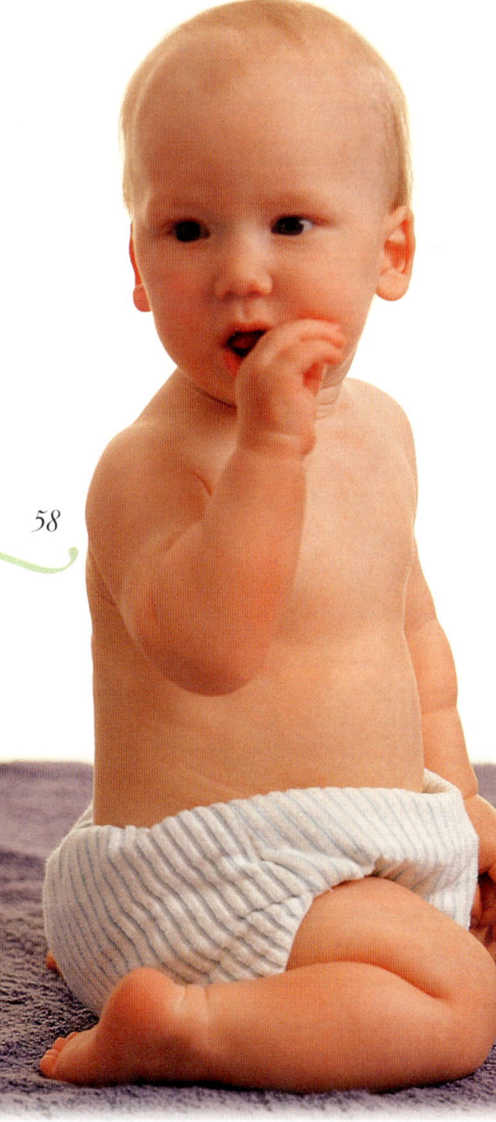

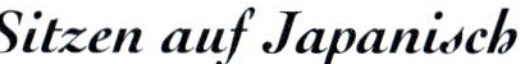

1
....

Sie sitzen hinter Ihrem Baby und massieren die Vorderseite seiner Oberschenkel – von den Knien zu den Hüftgelenken und zurück – mit geölten und entspannten Händen. Das lockert seine Oberschenkel.

• *Setzen Sie die Massage etwa 20 Sekunden lang fort.*

2
....

Jetzt helfen Sie Ihrem Baby, sich ungefähr in einem 30-Grad-Winkel zurückzulehnen. Damit dehnen Sie die Vorderseite seiner Oberschenkel. Sein unterer Rücken bleibt gerade.

• *Setzen Sie die Massage etwa 20 Sekunden lang fort.*

3
....

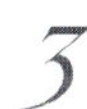

Lassen Sie Ihr Baby wieder aufrecht sitzen. Streichen Sie mit Ihrer gewölbten Hand seinen Bauch mit einer kreisförmigen Bewegung im Uhrzeigersinn von rechts nach links. Damit unterstützen Sie seine Verdauung.

• *Setzen Sie die Massage etwa 20 Sekunden lang fort.*

4
....

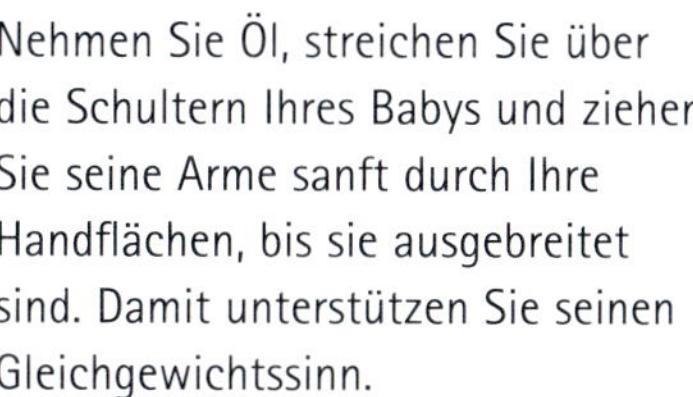

Nehmen Sie Öl, streichen Sie über die Schultern Ihres Babys und ziehen Sie seine Arme sanft durch Ihre Handflächen, bis sie ausgebreitet sind. Damit unterstützen Sie seinen Gleichgewichtssinn.

• *Setzen Sie die Massage etwa 20 Sekunden lang fort.*

59

Beweglichkeit und sanftes Training

Wenn Ihr Baby frei sitzen kann, wird es lernen, die Positionen zu wechseln, und wenn es zu krabbeln beginnt, wird es bald frei stehen und laufen. Inzwischen hat es eine große Palette vielseitiger Bewegungen für sich entdeckt, und nun wird es schnell kräftiger. Es transportiert sein eigenes Körpergewicht von hier nach dort und entwickelt sich zu einem kleinen „Gewichtheber". Je mehr Körpergewicht es bewegen muss, desto stärker wird es. Wie alle Gewichtheber verliert es einen Teil seiner Beweglichkeit, wenn es stärker wird, es sei denn, es würde weiter Dehnübungen machen.

Wenn Ihr Baby krabbeln, stehen und laufen kann, will es nicht mehr für eine systematische Massage stillhalten. Die folgenden leichten Gymnastikbewegungen geben Ihnen die Möglichkeit, seine Entwicklung weiterhin positiv zu beeinflussen, während es unterwegs ist. Sie können sie spielerisch und zum Vergnügen einsetzen, und Ihr Baby bleibt während seiner weiteren Entwicklung rundum fit und beweglich. Darüber hinaus geben Ihnen diese Spiele die Möglichkeit, Ihre Beziehung liebevoll miteinander zu genießen.

Ebenso wie die Massagen sollten diese Gymnastikspiele nie forciert oder gegen den Willen Ihres Kindes stattfinden. Es ist nicht wichtig, alle Spiele auf einmal zu spielen. Besser ist es, sie nach und nach auszuprobieren, bis Sie sich ganz sicher fühlen und Ihr Baby sich auf sie freut und Spaß daran hat. Dann können Sie sie ein- oder zweimal pro Woche einplanen.

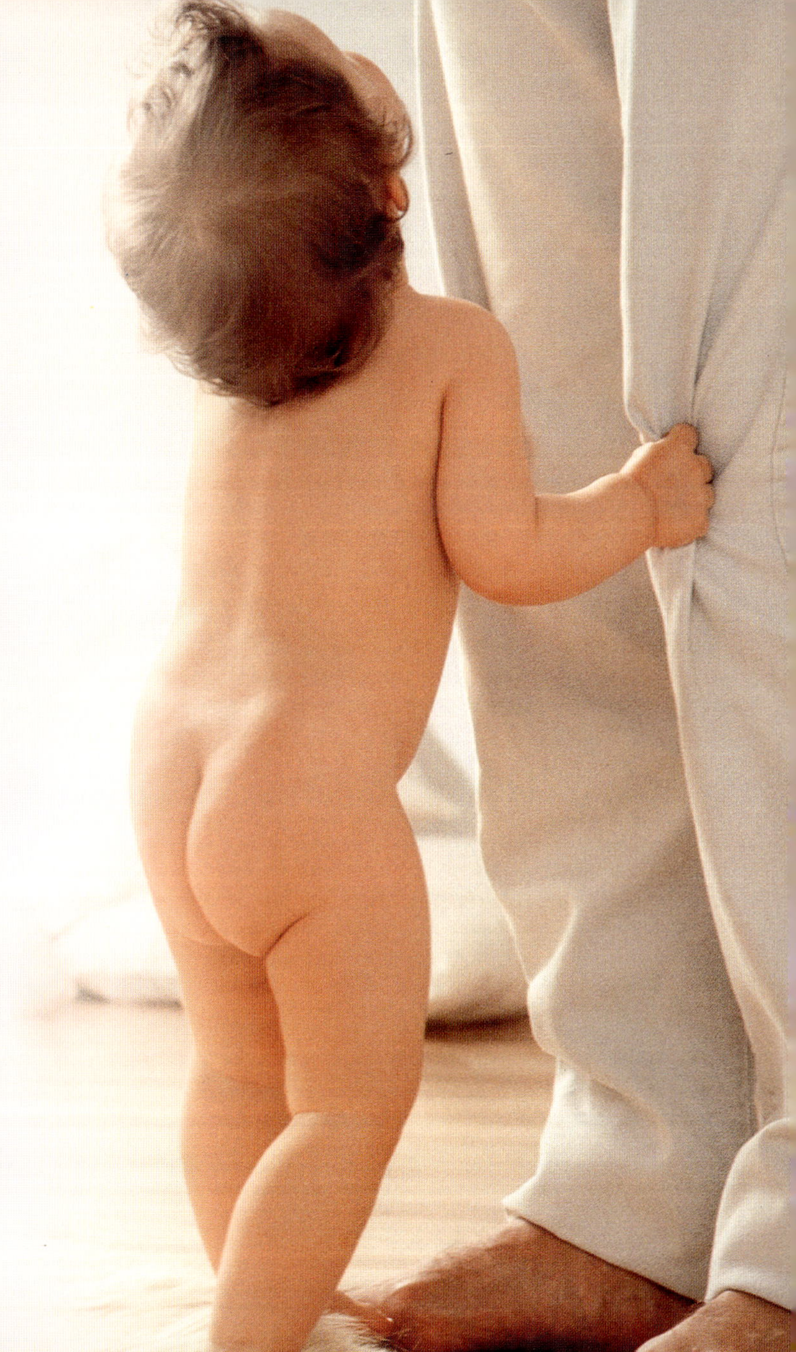

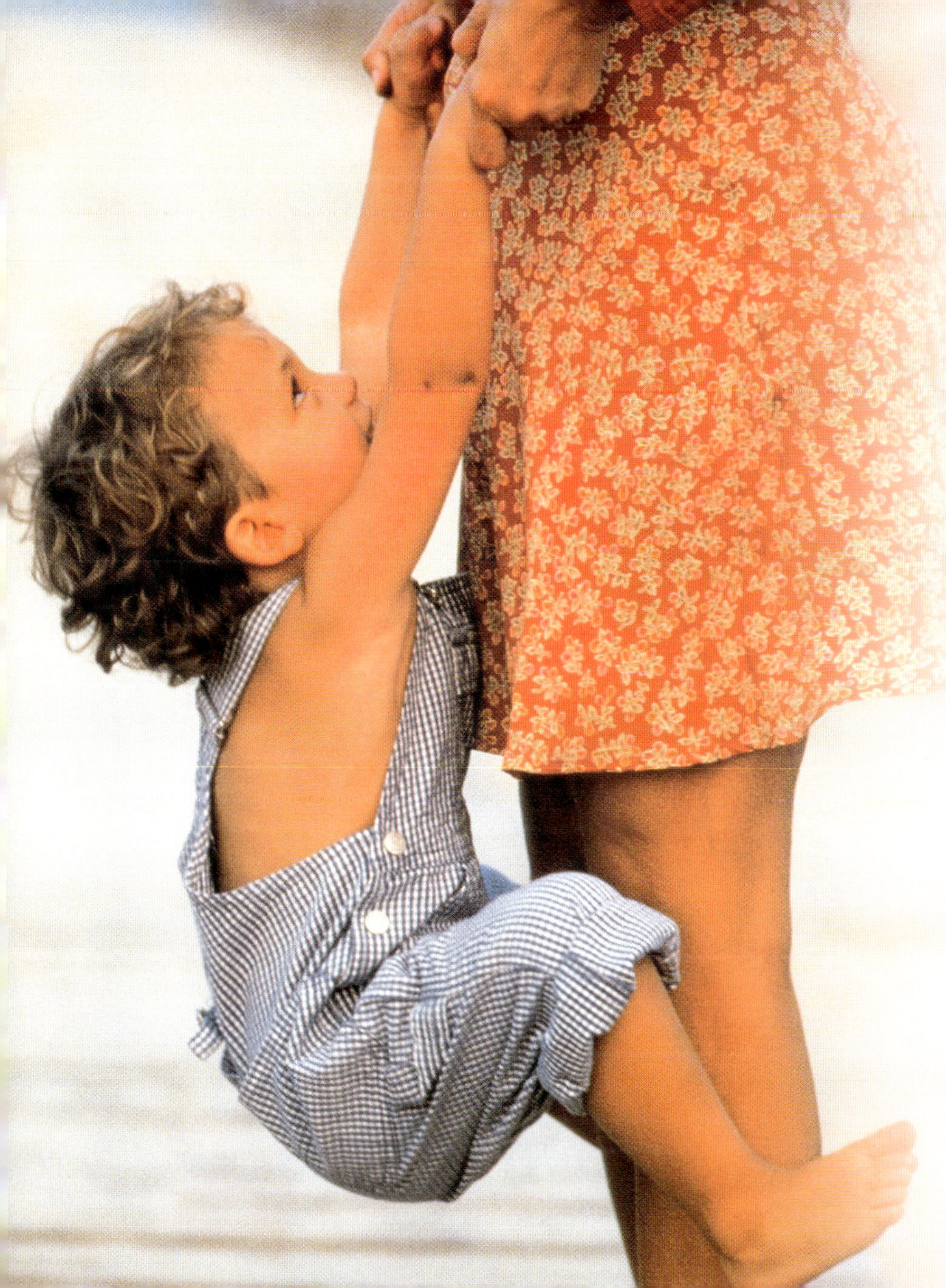

Die wichtigsten Vorteile

- Sie stärken die Rückenmuskulatur Ihres Babys.

- Sie verhelfen ihm zu einer gesunden Körperhaltung.

- Sie unterstützen die Funktionen von Bauch und Brustkorb.

- Sie sorgen für bewegliche Hüftgelenke und eine elastische Wirbelsäule.

- Sie vermitteln Ihrem Baby Selbstvertrauen und gutes Körpergefühl.

- Sie stärken seinen Gleichgewichtssinn und die strukturelle Symmetrie.

- Sie verbessern seine Muskelentspannung in Ruhe und Bewegung.

- Sie fördern eine vertrauensvolle körperliche und emotionale Beziehung.

Mobilität fördern

Die meisten Babys bewegen sich einige Zeit krabbelnd fort, bevor sie stehen und die ersten Schritte machen. Manche Babys stehen und laufen, ohne je zu krabbeln. Babys überspringen die Krabbelphase, wenn sie nicht genügend Zeit auf dem Bauch verbracht haben. Sie bewegen sich infolgedessen ungern auf allen Vieren und ziehen es vor, im Sitzen zu rutschen. Da sie sich auf diese Weise erfolgreich fortbewegen, sind sie wenig motiviert zu krabbeln.

Babys, die an die Bauchlage gewöhnt sind, ziehen sich aus der ersten Sitzhaltung, dem Schneidersitz, nach vorne, sodass sie auf allen Vieren landen. Dann bewegen sie sich häufig zuerst rückwärts und lernen erst nach und nach, ihre Arme einzusetzen und so vorwärts zu kommen. Dann krabbeln sie auf den Händen und Knien oder auf Händen und Füßen im so genannten Bärengang.

In der Zeit, in der Ihr Baby krabbelt, entwickelt es auch die zweite, „japanische" Sitzhaltung und beginnt vielleicht, sich hochzuziehen und gestützt zu stehen. In dem Maße, in dem seine Kraft und sein Selbstvertrauen zunehmen, beginnt es, sich aus der Hocke aufzurichten. Dann versucht es, abwechselnd die Beine zu heben. Sobald es gelernt hat, die Beine abwechselnd zu heben und abzusetzen, wird es sich seitwärts an den Möbeln entlang oder, wenn es Ihre Hand hält, vorwärts bewegen.

In diesem Stadium, in dem Ihr Baby endgültig mobil wird, haben Sie viele Möglichkeiten, es zu unterstützen, sein Selbstvertrauen zu fördern und ihm zur Entfaltung seiner Fähigkeiten zu verhelfen.

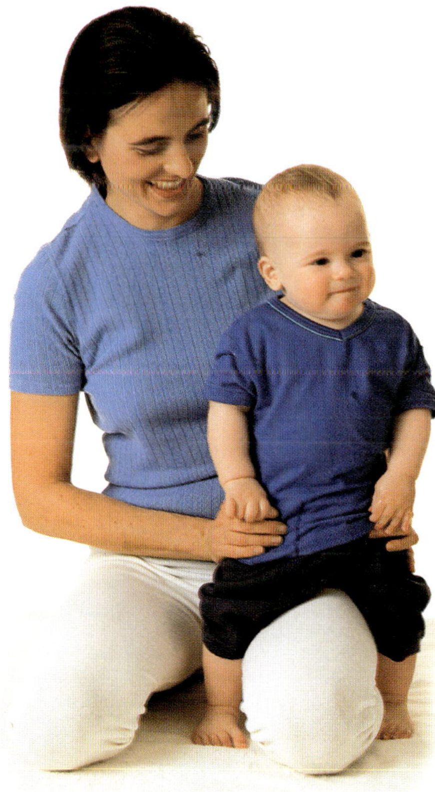

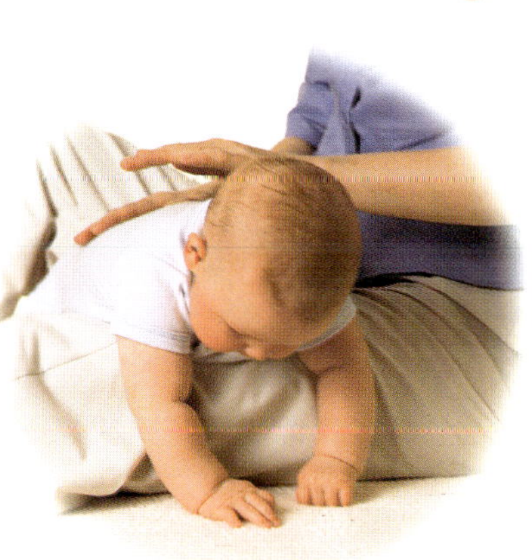

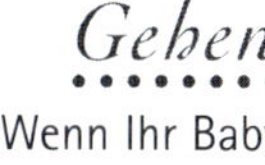

Gehen

Wenn Ihr Baby steht, können Sie es locken, damit es einen Schritt tut. Setzen Sie sich mit Ihrem Partner gegenüber auf den Boden. Sie sollten so nah beieinander sitzen, dass sich Ihre ausgesteckten Hände berühren können. Ihr Baby steht in der Mitte. Rufen Sie es abwechselnd, damit es zwischen Ihnen hin und her läuft.

• *Setzen Sie das Spiel fort, solange wie es Ihnen und Ihrem Baby Spaß macht.*

Krabbeln

Um Ihr Baby zum Krabbeln zu animieren, legen Sie es quer über Ihren Oberschenkel, sodass es auf allen Vieren ist, und schaukeln Sie es hin und her.

• *Setzen Sie diese Bewegung fort, so lange sie Ihnen und Ihrem Baby gefällt.*

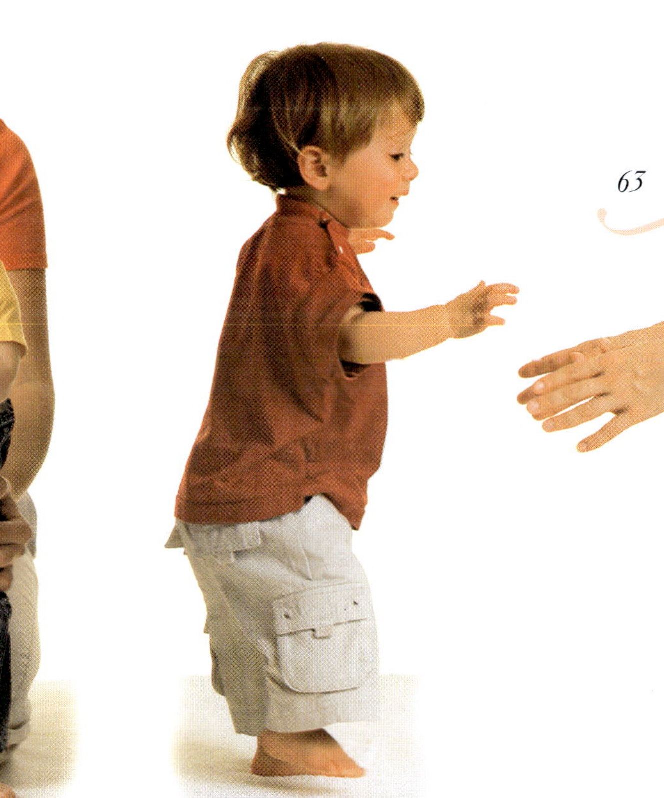

Vorbereiten

Wenn Ihr Baby frei sitzen kann, knien Sie sich auf den Boden und setzen Sie es rittlings auf einen Oberschenkel, sodass seine Fußsohlen auf dem Boden stehen. In dieser Haltung sind Hüftgelenke, Kniegelenke und Fußgelenke in einer Linie, und die symmetrische Ausrichtung des Skeletts wird gefördert.

• *Bleiben Sie so, so lange es Ihnen und Ihrem Baby gefällt.*

Stehen

Stellen Sie es auf die Füße und halten Sie es um die Taille. Mit dem Gewicht Ihrer Hände schieben Sie sanft nach unten, um es besser zu erden und seine Balance zu unterstützen. Das können Sie fortsetzen, indem Sie Ihre Hände in gleicher Weise um seine Hüften legen.

• *Bleiben Sie so, so lange es Ihnen und Ihrem Baby gefällt.*

63

Die Schneidersitzschaukel

Wenn Erwachsene auf der Erde sitzen, haben sie meist eine krumme Wirbelsäule, und ihr Gewicht lastet auf dem unteren Rücken. Diese Haltung ist nicht nur nach kurzer Zeit unbequem, sondern auch schädlich für den Rücken und die Wirbelsäule, und sie behindert Atmung und Verdauung.

Die hier gezeigte Bewegung trainiert den unteren Rücken. Ihr Baby erlangt die Kraft und Beweglichkeit, die es braucht, um weiter aufrecht zu sitzen. Seine Beine bleiben entspannt, und sein Gewicht wird durch das Becken an die Erde abgegeben. Damit ist der untere Rücken entlastet. Auch die inneren Organe Ihres Babys profitieren, denn wenn es so sitzt, ist sein Brustkorb weit und sein Bauch entspannt. Es atmet tiefer, und seine Verdauung funktioniert einwandfrei.

Dies ist auch die richtige Haltung für die weitere Entwicklung Ihres Babys. Es bleibt beweglich, weil es sich aus den Hüftgelenken heraus nach vorne beugt. So kann es alle seine Lieblingsspielzeuge mühelos erreichen.

Wenn Ihr Baby vom Sitzen zum Stehen übergeht, könnte es etwas von seiner Beweglichkeit und damit seine perfekte Sitzhaltung verlieren. Wenn Sie die Schneidersitzschaukel einsetzen, bleiben die Hüftgelenke Ihres Babys beweglich, und es wird während seiner gesamten Entwicklung eine gute, gesunde Körperhaltung haben.

Die Schaukel ist ein Spiel, das alle Babys sehr genießen und auf das sie sich freuen. Wenn es das Spiel erst einmal kennt, wird es Sie bald auffordern, es mit ihm zu spielen.

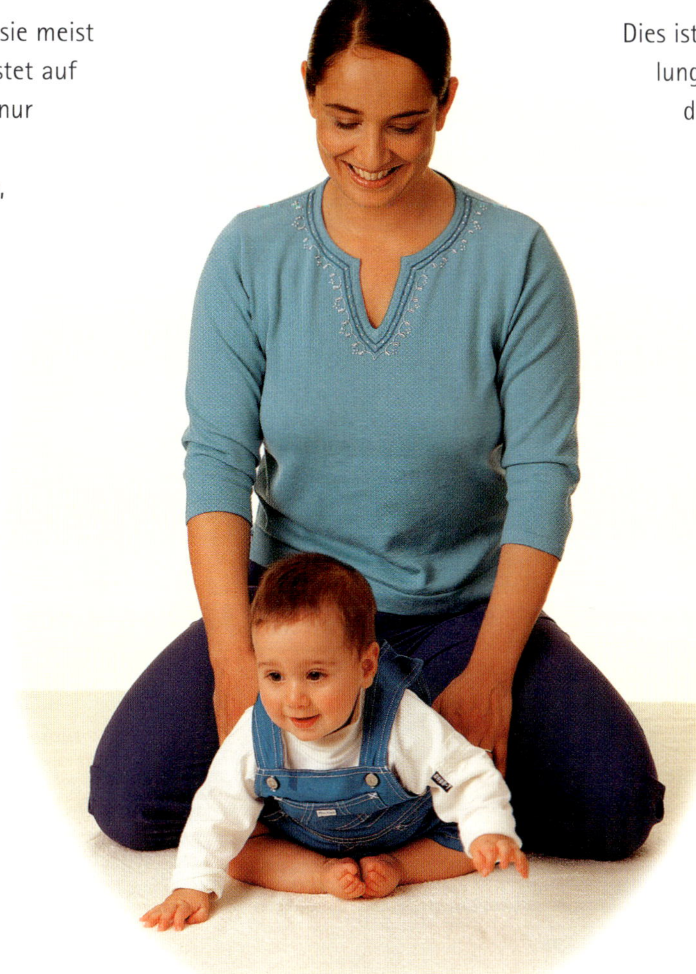

Hier sehen Sie die erste Sitzhaltung Ihres Babys, mit zusammengelegten Füßen und geöffneten Knien. Seine Beine und Hüftgelenke sind vollkommen symmetrisch.

1

Ihr Baby sitzt im Schneidersitz auf Ihren Knien. Ihre Arme liegen unter seinen Armen und über seinen Beinen. Legen Sie seine Fußsohlen aneinander und bringen Sie sie ganz dicht an seinen Körper. Klatschen Sie mit seinen Fußsohlen und schaukeln Sie es dabei sanft von rechts nach links.

• *Setzen Sie die Massage ungefähr 20 Sekunden lang fort.*

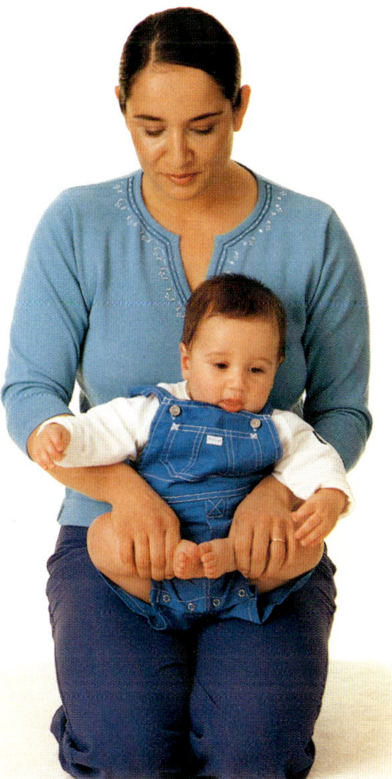

2

Jetzt richten Sie sich auf, sodass Sie im Kniestand sind, und halten Ihr Baby an den Fußgelenken. Sein Gewicht ruht sicher auf Ihren Unterarmen.

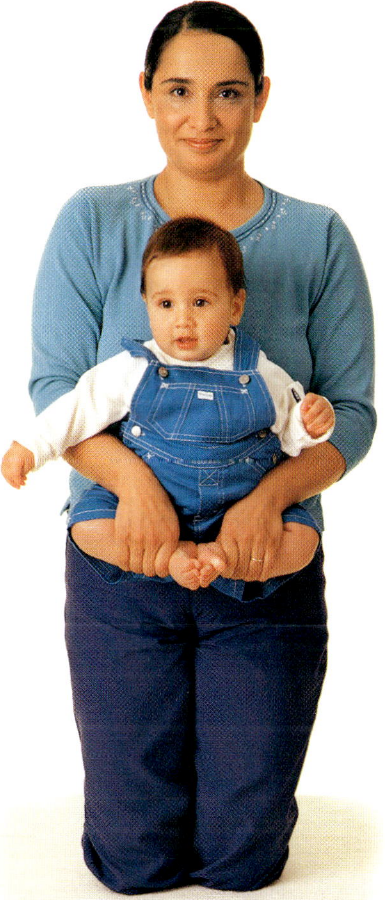

3

Jetzt schaukeln Sie Ihr Baby sanft von einer Seite zur anderen. Wiederholen Sie die Bewegung fünf- oder sechsmal. Wenn Ihr Baby den Rhythmus aufgenommen hat, entspannt es sich und beginnt zu genießen. Schaukeln Sie weiter und lassen Sie es sich langsam nach vorne lehnen, sodass sich sein Brustkorb seinen Füßen nähert. Achten Sie darauf, dass Ihre Arme sich während der ganzen Bewegung unter den Armen Ihres Babys befinden.

• *Schaukeln Sie es vier- oder fünfmal.*

Achten Sie bei diesem sanften Trainingsspiel darauf, dass Ihre Arme immer unter den Armen und über den Beinen Ihres Babys bleiben.

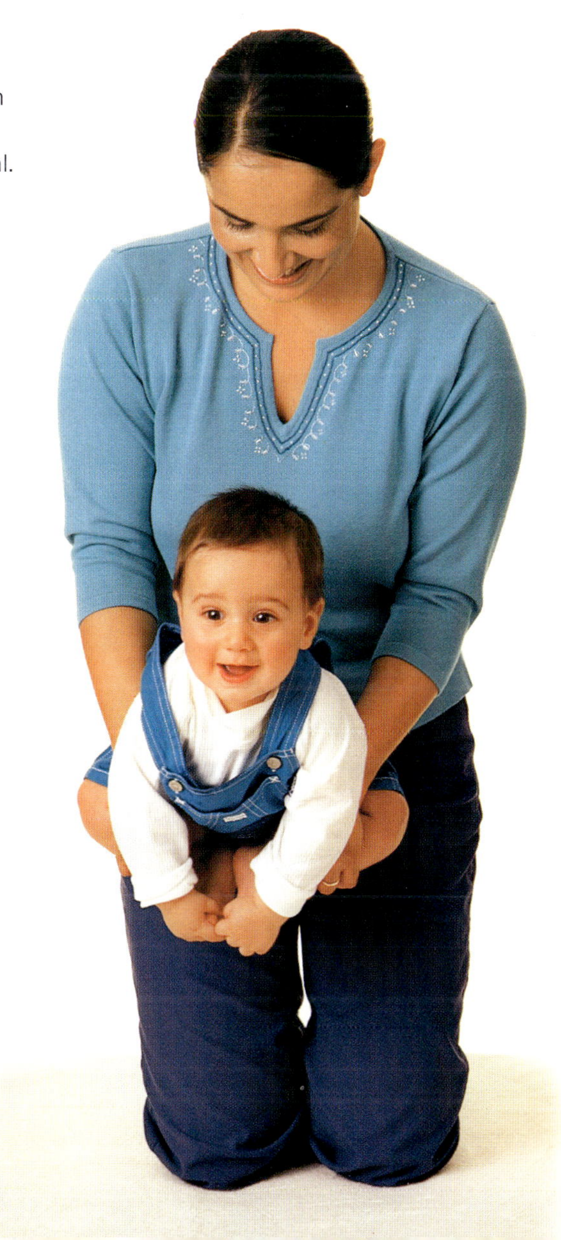

Starke, elastische Beine

Die Beine sind die Basis des Körpers und müssen kräftig genug sein, um ihn zu stützen und zu tragen. Zugleich müssen sie beweglich genug sein, um eine Vielzahl von Bewegungen zu ermöglichen, vom Sitzen und Stehen bis zum Laufen und Springen. Sobald Ihr Baby beginnt, seine Bewegungsmöglichkeiten zu erforschen, und seine Beine „findet", wird es selbstbewusster und ein bisschen unabhängiger.

Wenn seine Beine kräftiger werden, wird es nicht mehr breitbeinig wie ein Cowboy stehen und gehen, denn die Muskeln an den Innenseiten seiner Oberschenkel kontrahieren sich und bringen die Beine in eine Linie mit den Hüftgelenken. Zugleich werden andere Muskeln stärker, die für die Aufrichtung wichtig sind, z. B. die Waden, die vorderen Oberschenkelmuskeln und die Gesäßmuskeln. Sie stabilisieren seine Beine. Wenn diese Muskeln kräftiger, aber nicht zugleich gedehnt werden, verliert Ihr Baby möglicherweise einen Teil seiner Beweglichkeit. Zum Beispiel kann es unter Umständen nicht mehr am Zeh lutschen oder mühelos im Schneidersitz sitzen.

Ihr Baby hat viel Zeit und Anstrengung darauf verwendet, eine große Palette an Bewegungsmöglichkeiten zu entwickeln. Es wäre sinnvoll, ihm diese zu erhalten, auch wenn es größer und kräftiger wird. Wenn Sie ein- oder zweimal in der Woche diese leichten Gymnastikspiele mit ihm spielen, behält Ihr Baby die Beweglichkeit seiner Gelenke, erfreut sich weiterhin einer Vielzahl von Bewegungsmöglichkeiten und erhält sich seine gute Körperhaltung.

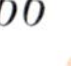

Sie können die Beweglichkeit der Hüftgelenke Ihres Babys erhalten, wenn es im Sitzen seine Beine gestreckt um Ihre Taille legt.

1.

Ihr Baby sitzt auf Ihren Oberschenkeln. Führen Sie seine Füße zu seinem Gesicht und lehnen Sie sich leicht zurück. Schaukeln Sie es von einer Seite zur anderen und singen Sie ihm dabei etwas vor.

• *Setzen Sie die Massage ungefähr 20 Sekunden lang fort.*

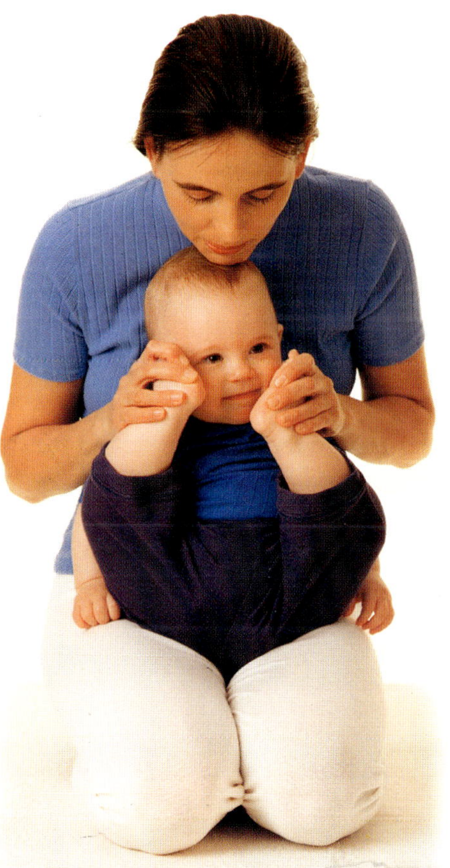

2.

Nehmen Sie ein Bein Ihres Babys, halten Sie es an der Oberschenkelrückseite und lassen Sie das andere Bein gestreckt. Reiben und massieren Sie die Rückseite des Oberschenkels, während Sie weiter schaukeln und singen.

• *Nach etwa 30 Sekunden wiederholen Sie die Übung mit dem anderen Bein.*

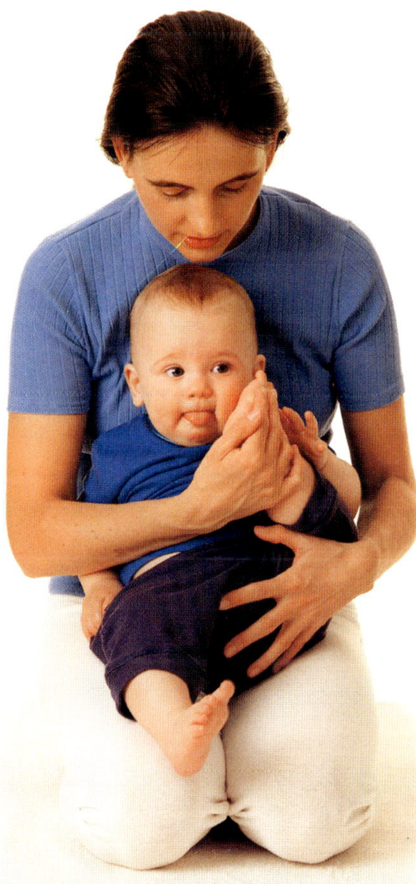

3.

Ihr Baby sitzt mit gegrätschten Beinen zwischen Ihren gegrätschten Beinen. Winkeln Sie eins seiner Beine an, wie zu einem halben Schneidersitz. Dann strecken Sie es wieder und winkeln das andere an.

• *Wiederholen Sie diese rhythmische Bewegung etwa eine halbe Minute lang abwechselnd mit beiden Beinen.*

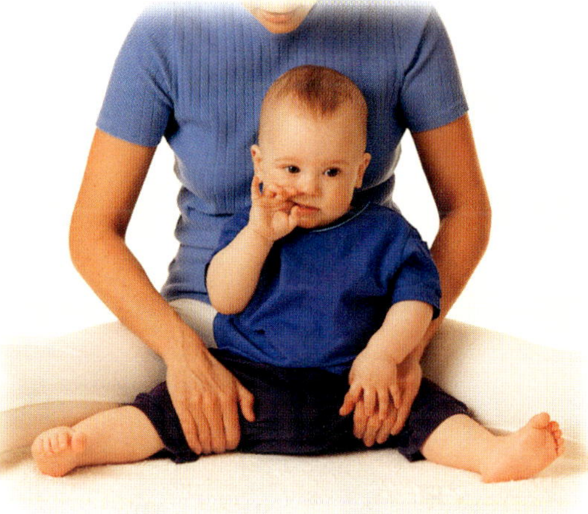

4.

Ihr Baby sitzt aufrecht und mit gegrätschten Beinen. Schaukeln Sie es, während Sie seine inneren Oberschenkelmuskeln sanft massieren.

• *Setzen Sie die Bewegung 20 bis 30 Sekunden lang fort.*

5.

Legen Sie die Beine Ihres Babys sanft zusammen und dehnen Sie seine Fersen, indem Sie seine Füße ergreifen und die Fersen nach außen drehen.

• *Halten Sie die Füße ein paar Sekunden.*

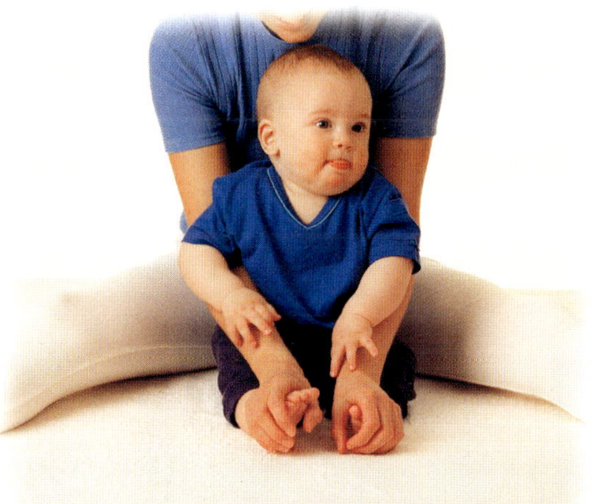

67

Offener Brustkorb und weite Schultern

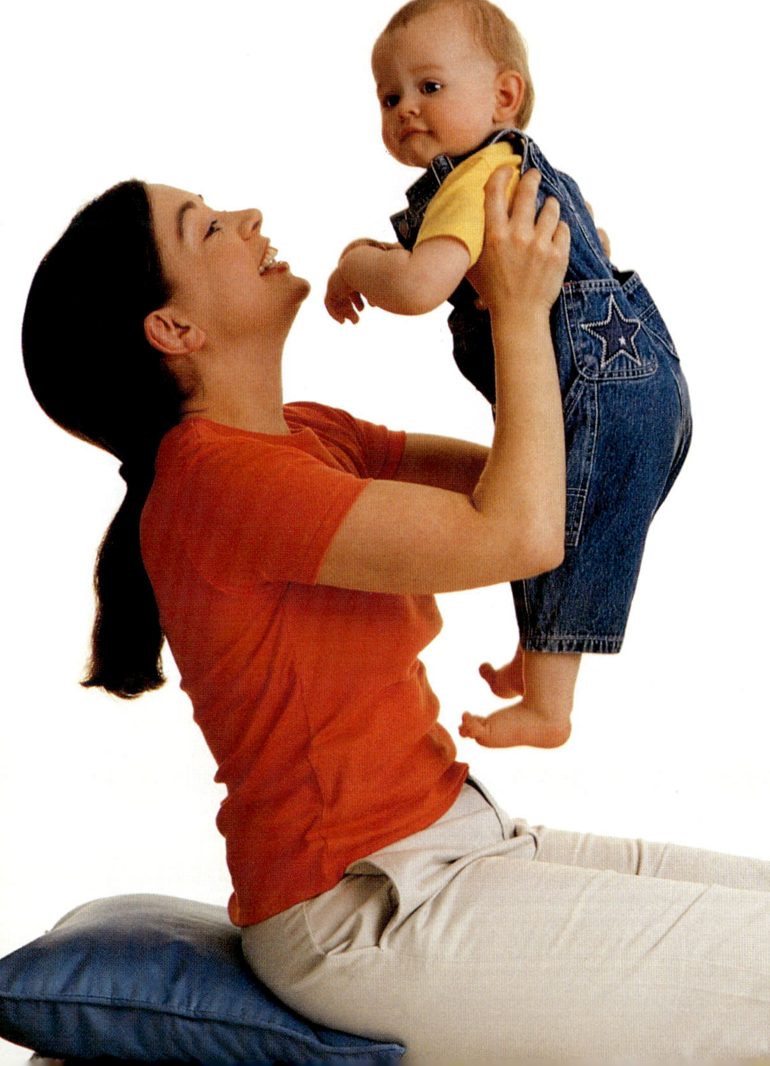

Anders als Erwachsene, die normalerweise ihren Gefühlen keinen freien Lauf lassen und sie höchstens durch Gesten und Mimik zum Ausdruck bringen, drückt ein Kind sich durch den ganzen Körper aus. Es springt vor Freude auf und ab oder schüttelt vor Wut die Fäuste und stampft mit den Füßen. Babys sind aktiv, ihre Reaktionen sind spontan, und ihr Atem geht leicht und frei.

Kleine Kinder wissen intuitiv um die engen Zusammenhänge zwischen Fühlen, Atmen und Bewegen. So wie sie ihre Gefühle ungehindert in Bewegung umsetzen, werden sie bewegungslos, ganz still und halten die Luft an, um Empfindungen wie Angst oder Erschrecken zu unterdrücken.

Schauen Sie, wie Ihr Baby sitzt und steht. Sein aufrechter Rücken, der weite Brustkorb und die entspannten Schultern offenbaren eine positive Einstellung und ungetrübte Lebensfreude. Sehen Sie zu, wie Ihr Baby atmet. Jeder Atem geht tief in den Bauch, Brustkorb und Bauch arbeiten im Aus- und Einatmen harmonisch zusammen.

Der aufrechte Rücken Ihres Babys, sein weiter Brustkorb und die entspannten Schultern sind Zeichen für eine balancierende Körperstruktur, in der das Gewicht leicht von Knochen zu Knochen abgegeben wird und ohne Anstrengung durch die Muskeln läuft. Dadurch können die Muskeln mühelos funktionieren und sogar in Bewegung ein hohes Maß an Entspannung behalten.

Schon bei der Geburt und in den ersten Lebenswochen beugt Ihr Baby seine Wirbelsäule nach hinten. Das ist eine Bewegung, die sehr zu ihrer gesunden Körperhaltung und zu einem fließenden Atemrhythmus beiträgt.

Diese Übung verhilft zu vollkommener Entspannung der vorderen Körperseite Ihres Babys und zur Kräftigung von Rückenmuskulatur und Wirbelsäule.

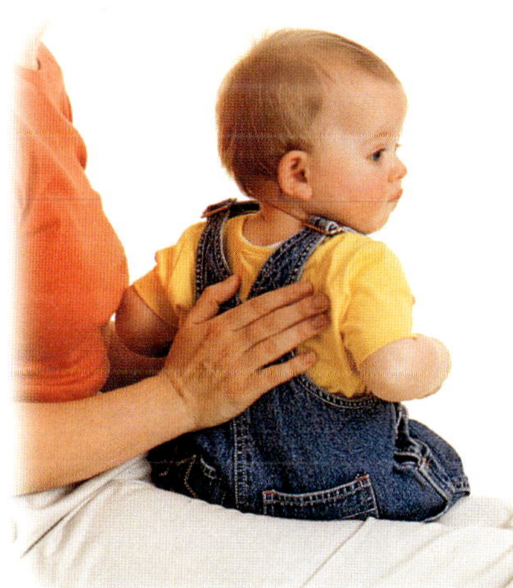

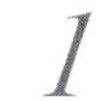

1

Setzen Sie sich auf den Boden, mit ausgestreckten Beinen mit dem Rücken an die Wand, unter sich ein bequemes Kissen. Setzen Sie sich Ihr Kind seitlich auf den Schoß – es blickt geradeaus – und legen Sie eine Hand auf seinen Rücken.

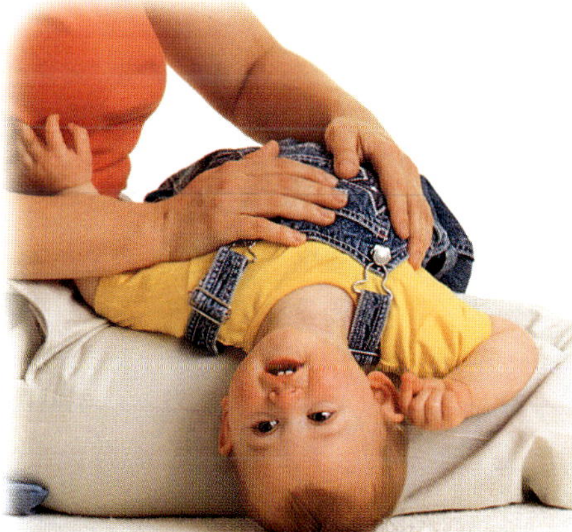

2

Jetzt legen Sie Ihr Baby langsam, langsam rücklings über Ihre Oberschenkel. Seine Füße berühren den Boden, sein Rücken ist gewölbt, und sein Kopf hängt. Um diese Bewegung zu unterstützen, schaukeln Sie Ihr Baby sanft und „rollen" Sie seine Beine sanft und langsam von einer Seite zur anderen. Singen Sie ihm etwas vor.

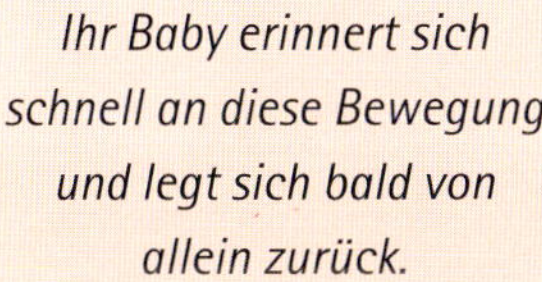

Ihr Baby erinnert sich schnell an diese Bewegung und legt sich bald von allein zurück.

3

Wenn Ihr Baby sich entspannt hat, klopfen Sie ihm mit gewölbten Händen den Brustkorb, streichen Sie ihm den Bauch im Uhrzeigersinn und streichen Sie über seine Oberschenkel bis zu den Füßen. Schaukeln Sie es weiter leicht mit Ihren Beinen, während Sie es leicht massieren.

• *Setzen Sie die Massage etwa eine halbe Minute lang fort.*

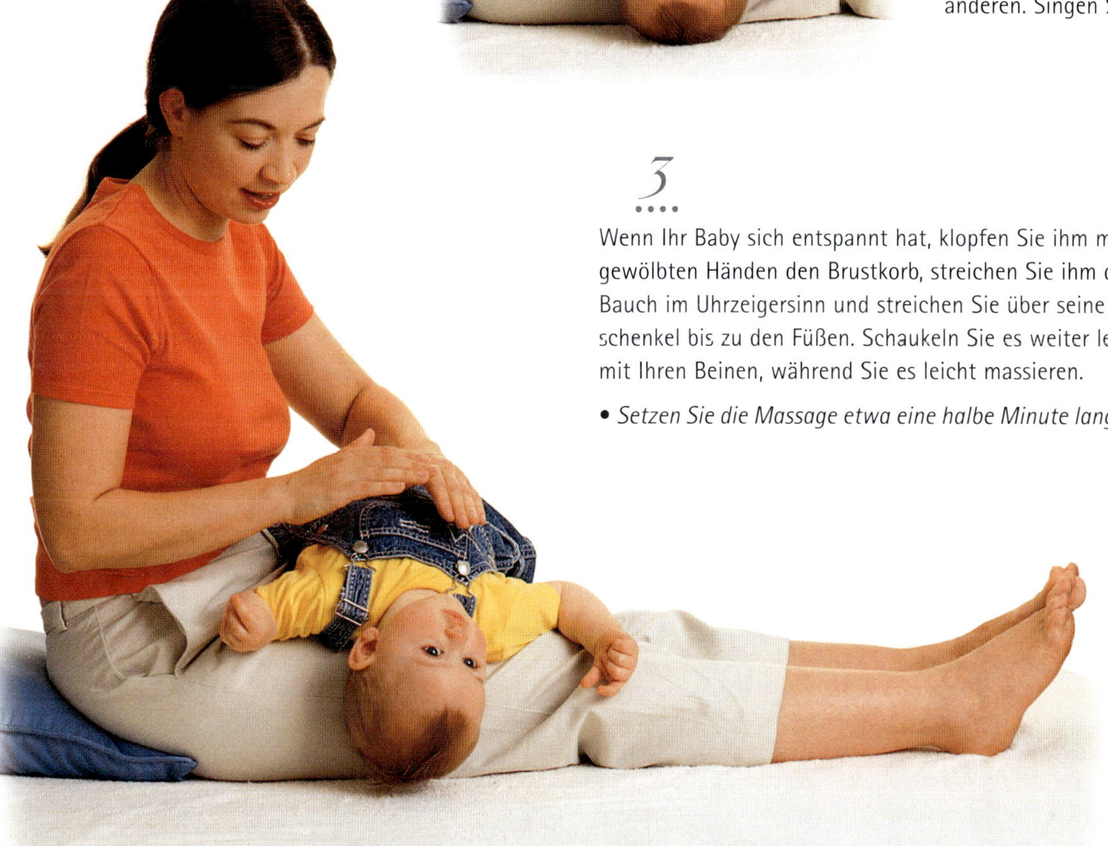

Ein starker und biegsamer Rücken

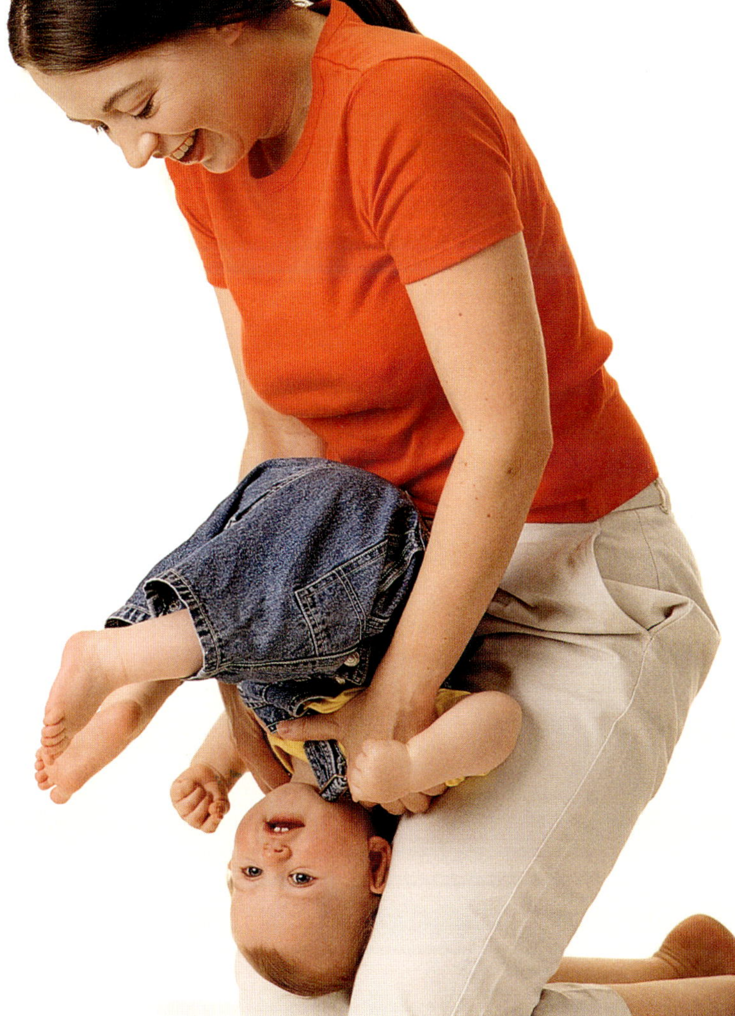

Kinder sind ständig mit lebhaften Bewegungsspielen beschäftigt, die oft eine Vielzahl von körperlichen Aktivitäten verlangen. Eine bewegliche Wirbelsäule und starke Muskeln sind deshalb wichtig.

Wenn es stehen kann, muss es sein Gleichgewicht finden und testet unaufhörlich seine Grenzen und seine körperlichen Möglichkeiten. Dazu gehört zweifellos, dass es hinfällt, aber da Kinder, sowohl in Ruhe als auch in Bewegung, entspannter sind als Erwachsene, läuft die Erschütterung des Fallens meist einfach durch ihren Körper und sie verletzen sich kaum.

Das folgende Gymnastikspiel können Sie einführen, sobald es stehen kann und so lange, wie es Ihnen nicht zu schwer ist und Sie beide das Spiel genießen. Ein- bis zweimal in der Woche angewandt, unterstützt diese Bewegung die körperliche Geschmeidigkeit, die Beweglichkeit seiner Wirbelsäule und die Stärke der Rückenmuskulatur Ihres Babys. Sie ist eine Wohltat für die Aufrichtung und fördert all die körperlichen Vorteile, die mit einem guten Gesundheitszustand und dem Selbstvertrauen einhergehen, das durch Fitness und aufrechte Körperhaltung entsteht.

Dies ist auch ein Vertrauensspiel. Sie stellen die Welt Ihres Babys auf den Kopf und helfen ihm dann, sich zu orientieren.

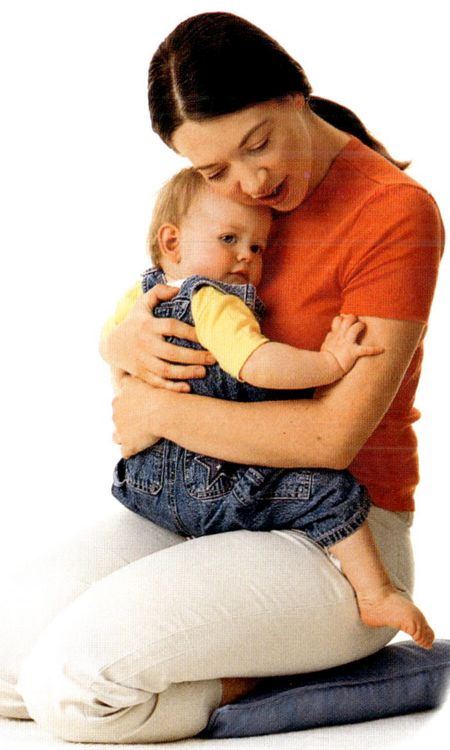

2

Jetzt halten Sie seine Beine sicher an Ihren Körperseiten unter Ihren Armen, stützen seinen Hals mit einer Hand und den Po mit der anderen. Lehnen Sie Ihr Baby langsam so weit zurück, bis sein Kopf etwas tiefer liegt als sein Körper. Sprechen, singen und schaukeln Sie, sodass es ganz bei der Sache bleibt.

• *Bleiben Sie etwa 20 Sekunden in dieser Haltung.*

3

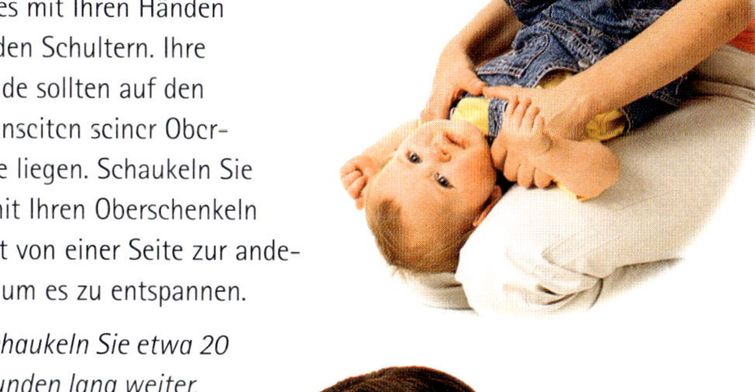

Jetzt senken Sie Ihr Kind langsam ab und lassen es auf Ihren Knien ruhen. Halten Sie es mit Ihren Händen an den Schultern. Ihre Hände sollten auf den Innenseiten seiner Oberarme liegen. Schaukeln Sie es mit Ihren Oberschenkeln sanft von einer Seite zur anderen, um es zu entspannen.

• *Schaukeln Sie etwa 20 Sekunden lang weiter.*

1

Knien Sie bequem auf einem Kissen. Ihr Kind sitzt Bauch an Bauch auf Ihrem Schoß.

4

Richten Sie sich zum Kniestand auf und halten Sie Ihr Kind an den Schultern fest. Überzeugen Sie sich, dass seine Beine frei schwingen können, und lassen Sie es zwischen Ihren Armen rückwärts rollen.

5

Wenn Ihr Kind auf den Füßen gelandet ist, gleiten Sie mit Ihren Händen abwärts und halten es um die Hüften. Üben Sie einen sanften Druck nach unten aus, um es zu „erden".

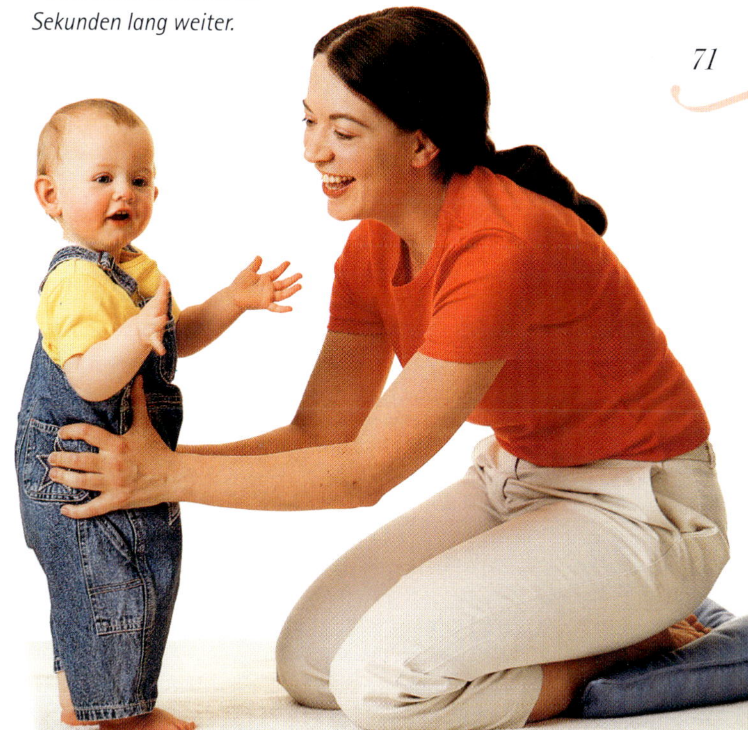

Krankheiten und Sonderfälle

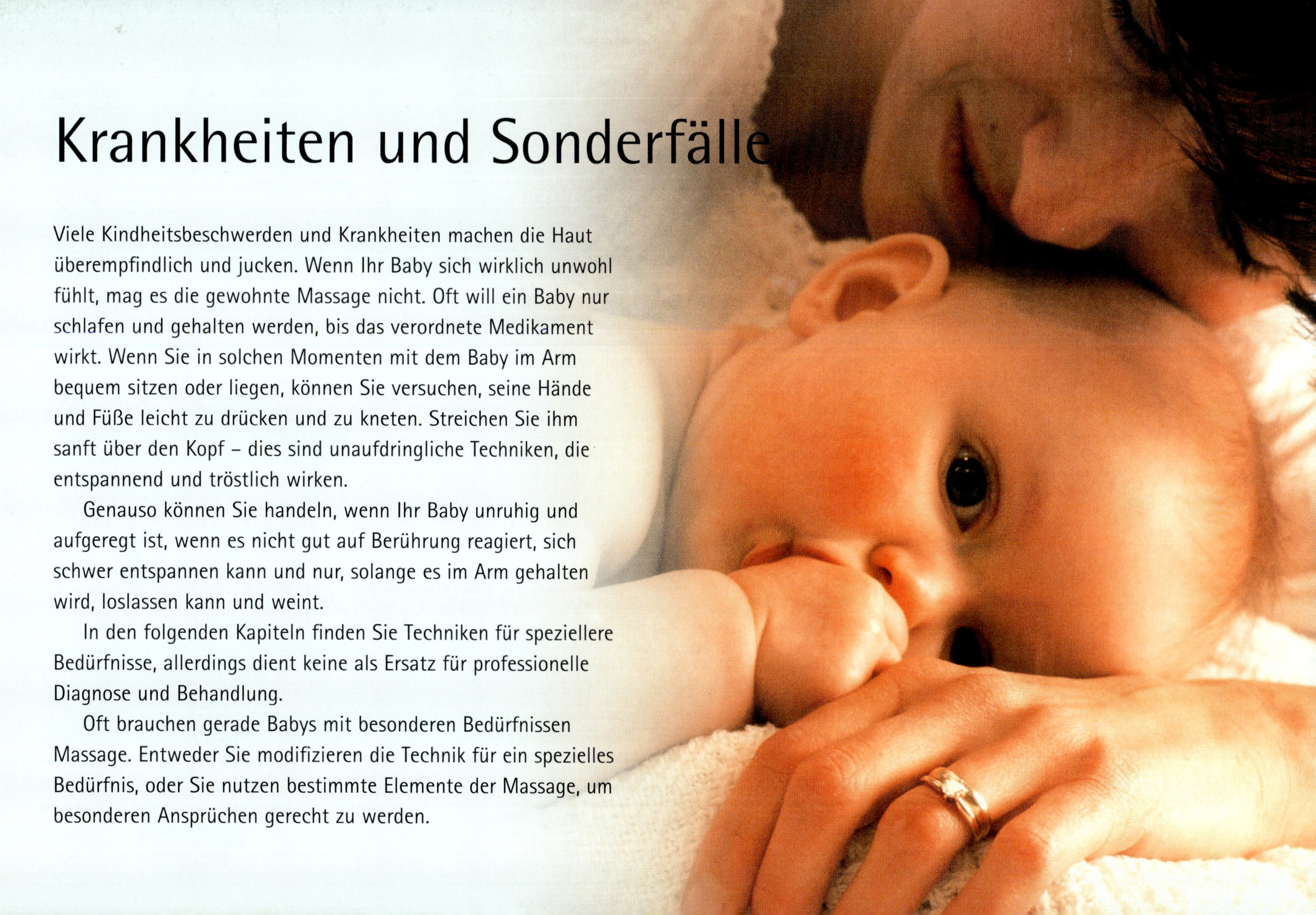

Viele Kindheitsbeschwerden und Krankheiten machen die Haut
überempfindlich und jucken. Wenn Ihr Baby sich wirklich unwohl
fühlt, mag es die gewohnte Massage nicht. Oft will ein Baby nur
schlafen und gehalten werden, bis das verordnete Medikament
wirkt. Wenn Sie in solchen Momenten mit dem Baby im Arm
bequem sitzen oder liegen, können Sie versuchen, seine Hände
und Füße leicht zu drücken und zu kneten. Streichen Sie ihm
sanft über den Kopf – dies sind unaufdringliche Techniken, die
entspannend und tröstlich wirken.

Genauso können Sie handeln, wenn Ihr Baby unruhig und
aufgeregt ist, wenn es nicht gut auf Berührung reagiert, sich
schwer entspannen kann und nur, solange es im Arm gehalten
wird, loslassen kann und weint.

In den folgenden Kapiteln finden Sie Techniken für speziellere
Bedürfnisse, allerdings dient keine als Ersatz für professionelle
Diagnose und Behandlung.

Oft brauchen gerade Babys mit besonderen Bedürfnissen
Massage. Entweder Sie modifizieren die Technik für ein spezielles
Bedürfnis, oder Sie nutzen bestimmte Elemente der Massage, um
besonderen Ansprüchen gerecht zu werden.

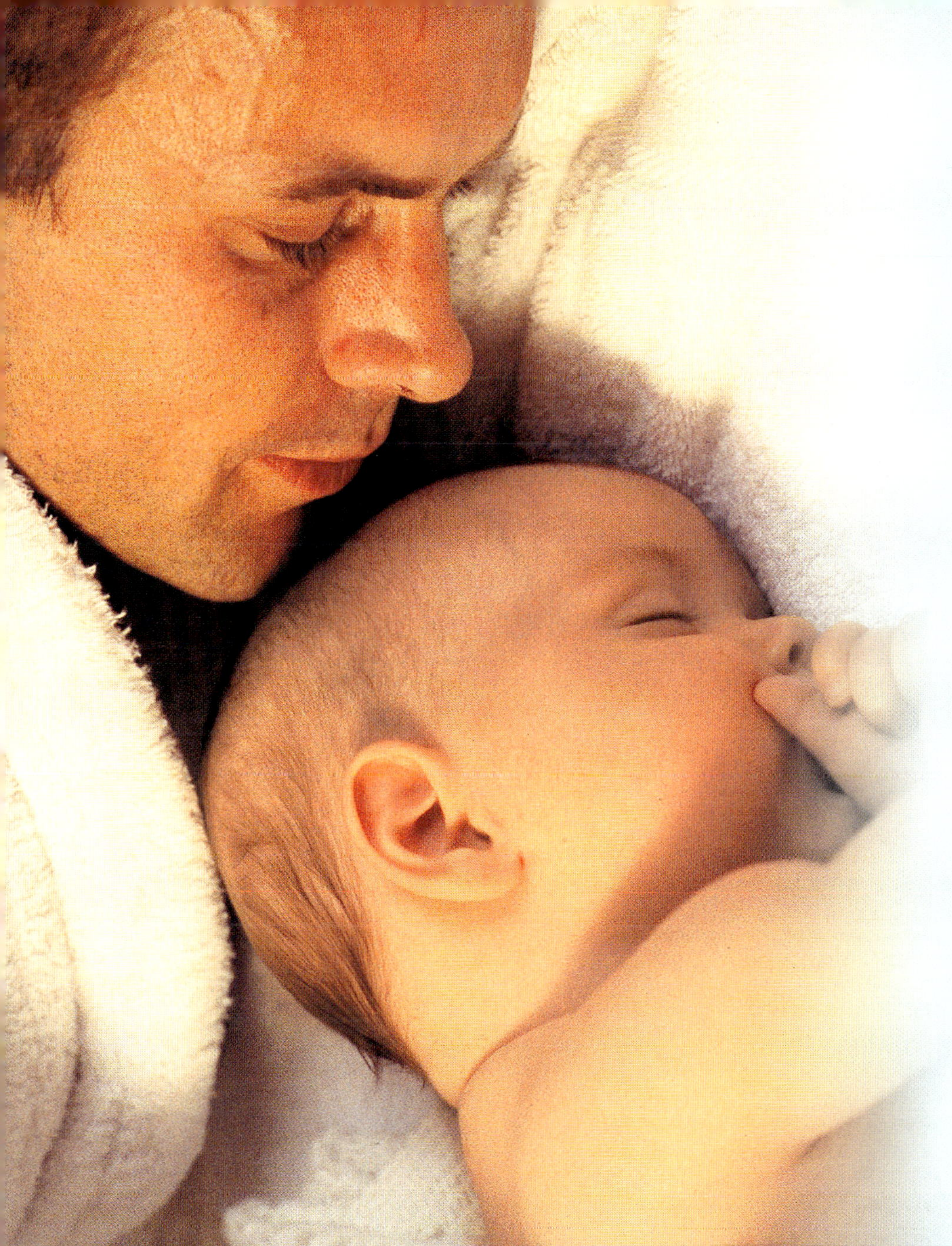

Die wichtigsten Vorteile

- Sie lindern die Beschwerden Ihres Babys.

- Sie spenden Ihrem unruhigen oder misslaunigen Kind Trost.

- Sie verhelfen Ihrem Baby zur Lösung von Verschleimungen.

- Sie erleichtern ihm das Ertragen von körperlichen Problemen.

Wenn Ihr Baby Anzeichen für eine Erkrankung zeigt – z. B. Fieber, Teilnahmslosigkeit, Quengeln, triefende Augen oder eine Laufnase –, suchen Sie professionelle Hilfe. Eine frühe Diagnose kann den Heilungsprozess beschleunigen.

Husten, Erkältung und verstopfte Nase

Ein Baby atmet allein durch den Mund, sobald seine Nase zu ist. Am Tag bereitet ihm das wahrscheinlich kein Problem, aber in der Nacht kann eine verstopfte Nase Ursache für Schlaflosigkeit und Unwohlsein werden. Wenn Ihr Baby schläft, atmet es langsamer und tiefer, und wenn seine Nase verstopft ist, schnappt es nach Luft und wacht mit einem Ruck auf. Das kann ziemlich nervenaufreibend sein, besonders wenn Ihr Baby schon feste Schlafgewohnheiten entwickelt hatte.

Wenn die Nase Ihres Babys verstopft ist, erhöhen Sie das Kopfende seines Bettchens ein wenig. Das erreichen Sie, wenn Sie zum Beispiel Bücher unter die Beine seines Kinderbettchens legen. Geben Sie ihm auf keinen Fall ein Kopfkissen. Vermeiden Sie schleimfördernde Nahrungsmittel, z. B. Milchprodukte. Sorgen Sie für ausreichende Luftfeuchtigkeit und frische Luft.

Die hier gezeigten Techniken helfen, Schleim in der Nase und in den Bronchien zu lösen. Sie unterstützen die Rekonvaleszenz Ihres Babys, ersetzen aber keinesfalls eine professionelle Diagnose und Behandlung.

Die Nase

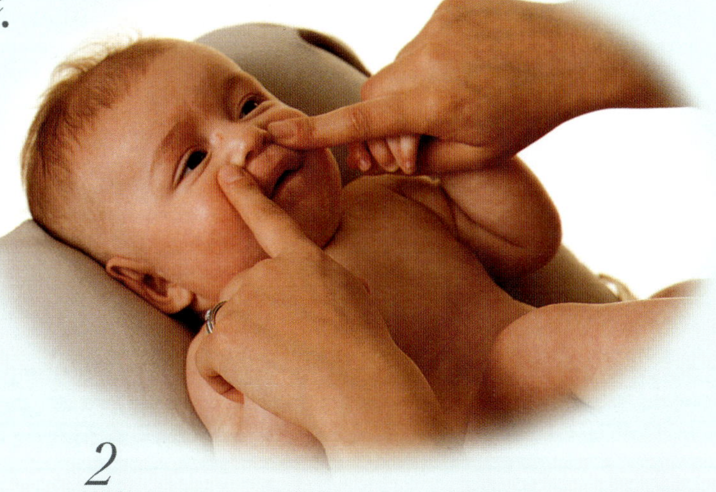

1.

Sie sitzen, bequem gegen die Wand gelehnt, mit aufgestellten Beinen auf dem Boden und legen Ihr Baby auf Ihre Oberschenkel, sodass Sie Blickkontakt haben.

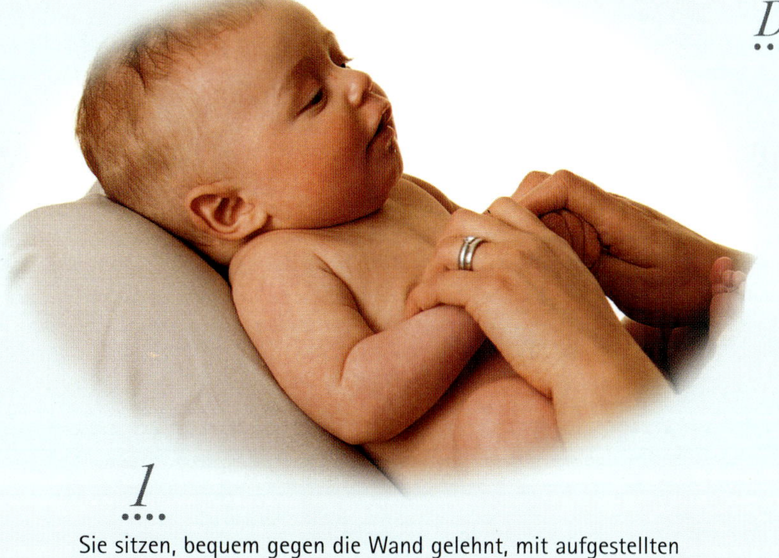

2.

Drücken Sie mit den Zeigefingerspitzen auf die Nasenflügel Ihres Babys und ziehen Sie entlang der Nasenflügel abwärts, indem Sie sanft nach unten und nach außen unter die Wangenknochen drücken. Am besten versuchen Sie es zuerst bei sich selber.

• *Wiederholen Sie die Massage vier- bis fünfmal.*

Brust

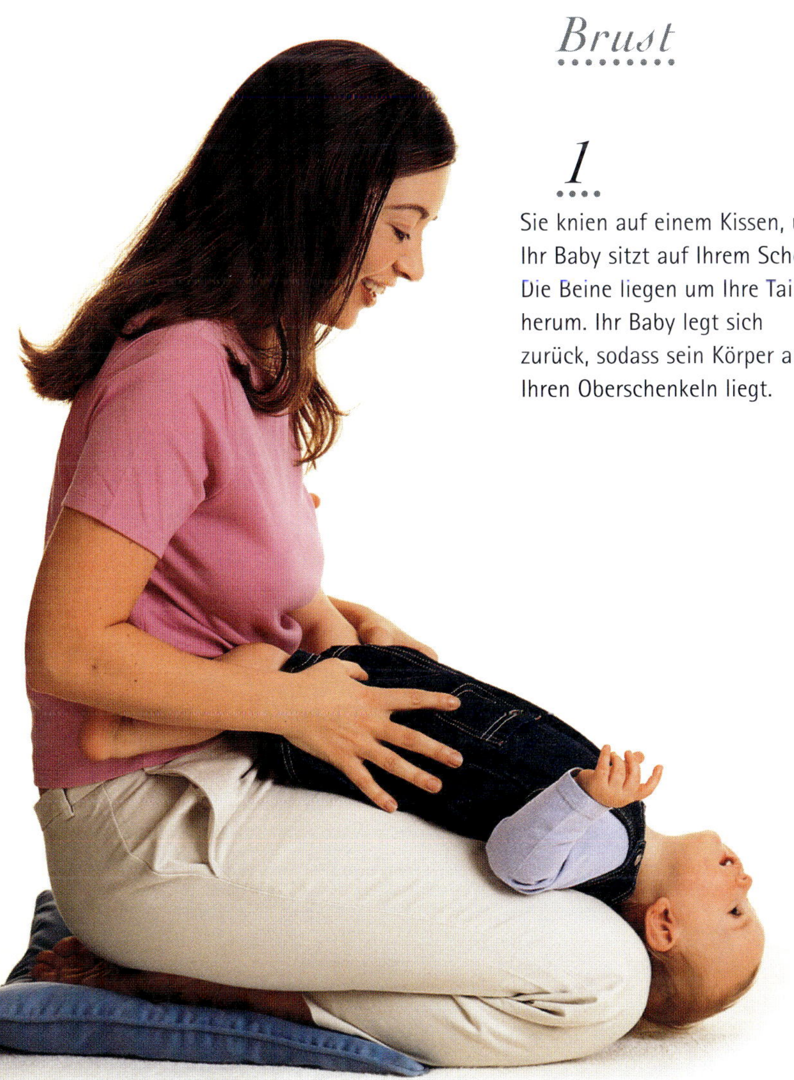

1

Sie knien auf einem Kissen, und Ihr Baby sitzt auf Ihrem Schoß. Die Beine liegen um Ihre Taille herum. Ihr Baby legt sich zurück, sodass sein Körper auf Ihren Oberschenkeln liegt.

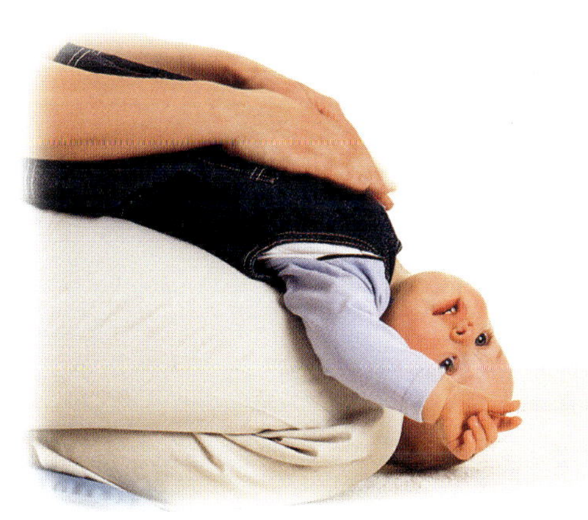

2

Mit dem entspannten Gewicht Ihrer gewölbten Hände klopfen Sie seinen Brustkorb von der Mitte zu den Seiten ab.

• *Setzen Sie die Klopfmassage etwa eine halbe Minute lang fort.*

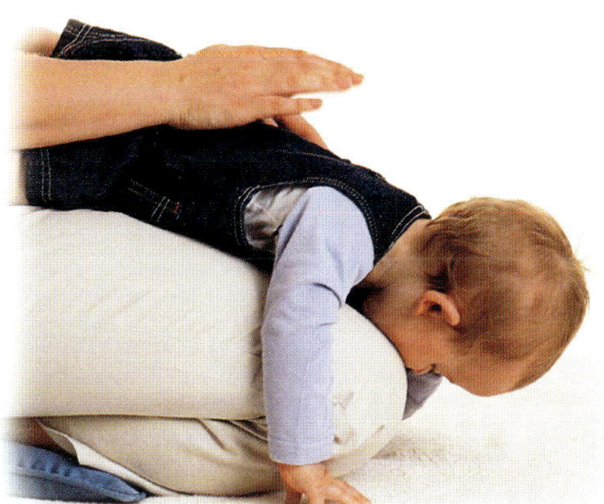

Einige essenzielle Öle, beispielsweise Eukalyptus und Lavendel, befreien die Nasennebenhöhlen. Mischen Sie zwei bis drei Tropfen unter Ihr Basis-Öl.

3

Jetzt drehen Sie Ihr Baby um, sodass es mit dem Bauch auf Ihren Oberschenkeln liegt, und klopfen auch die Rückseite seines Brustkorbs, den Rücken und die Seiten. Wenn Ihr Baby sehr verschleimt ist, wird es sich vielleicht ein wenig übergeben. Seine Bronchien werden durch das Klopfen angeregt, den Schleim auszustoßen, und dies kann Brechreiz verursachen.

• *Setzen Sie die Massage etwa eine halbe Minute lang fort.*

Verklebte Augen

In ihren ersten Lebenstagen haben viele Babys verklebte Augen. Das ist normal und kommt vom Fruchtwasser oder von anderen Sekreten, die während der Geburt in die Augen gekommen sind. In diesem Fall nehmen Sie einen Lappen und wischen das Auge mit abgekochtem Wasser von außen nach innen aus. Wenn die Symptome anhalten, sollten Sie den Kinderarzt zu Rate ziehen.

Wenn ein Auge länger als 48 Stunden verklebt ist, kann ein Verschluss des Tränenkanals die Ursache sein. Die Tränenkanälchen sind mit Schleimhaut ausgekleidet und sind mit den Nasengängen verbunden. Wenn die Schleimhaut in der Nase sich entzündet oder anschwillt, sind die Tränenkanälchen blockiert und Tränenflüssigkeit kann nicht, wie üblich, durch die Nase abfließen. Eine einfache Massage kann die Blockade lösen:

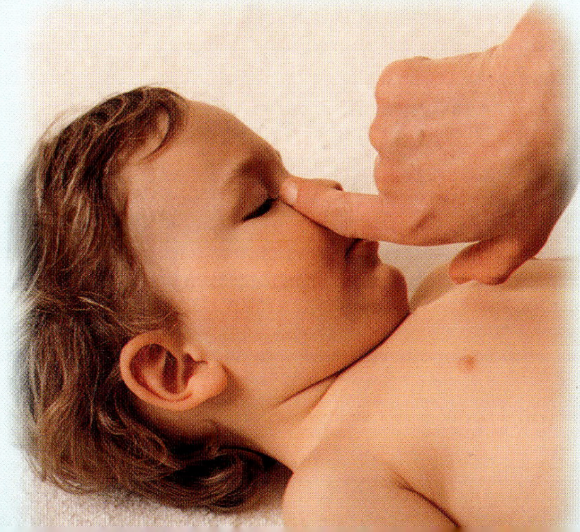

1

Die Tränenkanälchen haben ihren Ausgang am unteren Augenlid, ganz nah am inneren Augenwinkel. Die Tränen-Nasengänge liegen an der Nasenwurzel und leiten die Tränenflüssigkeit in die Nase ab. Drücken Sie mit der Fingerspitze gegen die seitliche Nasenwurzel. Halten Sie mit der anderen Hand den Kopf Ihres Babys.

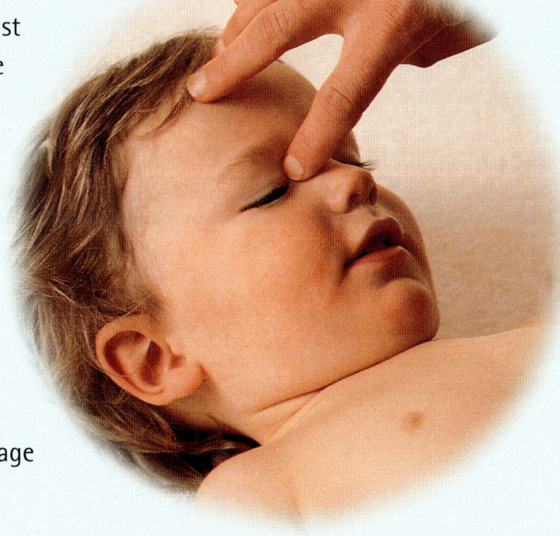

2

Streichen Sie die Nasenflügel entlang nach unten bis unter die Wangenknochen.

• Wiederholen Sie die Massage vier- bis fünfmal.

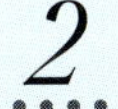

Benutzen Sie für diese Massage kein Öl, es könnte in die Augen geraten. Waschen Sie sich vor der Massage die Hände und achten Sie darauf, dass Sie Ihr Baby nicht mit Ihren Fingernägeln verletzen.

Ohrentzündung

Bei Ohrenschmerzen oder wenn nicht nur Ohrenschmalz, sondern flüssiges Sekret aus dem Ohr herausläuft, gehen Sie sofort zum Arzt. Bei Sekretabsonderung aus dem Ohr könnte es sich um eine Mittelohrentzündung handeln, bei der Eiter aus dem Ohr des Kindes austritt.

Ein klebriges Sekret kann auch bei einer Verstopfung der Eustachischen Röhren austreten und zu zeitweiliger Schwerhörigkeit führen. Diese kleinen Kanäle im Ohr, die das Ohr mit dem Rachenraum verbinden, schwellen bei Erkältungen schnell an und verstopfen. Die Eustachischen Röhren dienen dem Druckausgleich. Sie merken das, wenn Sie schlucken und Ihre Ohren frei werden.

Wenn das Ohr läuft, kann eine osteopathische Behandlung helfen. Zur Vorbeugung dient die hier gezeigte Massage, die Sie immer anwenden können, wenn Sie Kopf und Nacken Ihres Kindes massieren. Sie können Öl nehmen, damit Ihre Finger besser gleiten.

1

Setzen Sie sich hinter Ihr Kind und legen Sie Ihre Zeigefingerspitzen hinter seinen Ohrläppchen seitlich auf seinen Kopf.

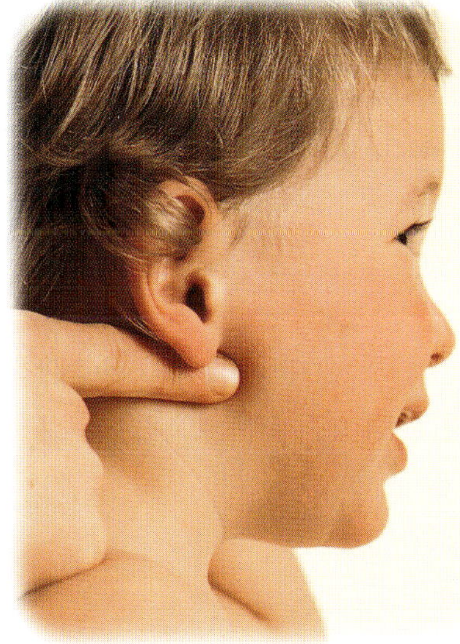

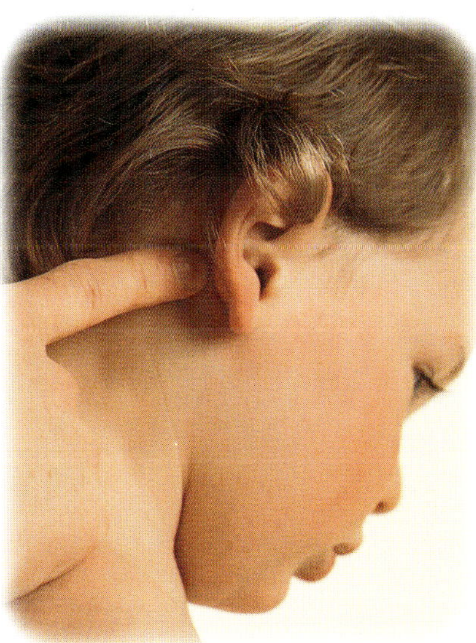

2

Drücken Sie sanft gegen die Seiten seiner oberen Kieferknochen, hinter den Ohren, und ziehen Sie nach unten, um die Kanten der Kieferknochen herum, in Richtung Hals.

• *Wiederholen Sie dies drei- bis viermal.*

3

Jetzt legen Sie wieder Ihre Zeigefingerspitzen hinter seine Ohrläppchen und streichen Sie damit sachte zuerst nach unten, um die Kanten und dann den Schädelrand entlang, bis zum obersten Halswirbel.

• *Wiederholen Sie dies drei- bis viermal.*

Blähungen, Koliken und Verstopfung

Alle Menschen schlucken beim Essen Luft, aber weil das Verdauungssystem Ihres Babys noch nicht ausgereift ist, kann sich die Luft in seinem Bauch sammeln und schmerzhafte Beschwerden verursachen. Legen Sie Ihr Baby beim Stillen und Füttern bequem hin. Das hilft, Blähungen zu vermeiden, und erleichtert den Abgang von Winden. Achten Sie darauf, dass der Rücken Ihres Babys beim Trinken gerade ist. Nach dem Trinken bringen Sie es in eine aufgerichtete, leicht vorwärts gelehnte Haltung, klopfen Sie ihm den Rücken zwischen den Schulterblättern, und streichen Sie von unten nach oben. Vieleicht spuckt er etwas Milch wieder aus – viele Babys essen mehr, als sie brauchen. Dadurch weitet sich ihr Magen, und sie bleiben länger satt.

Wenn Sie stillen und Ihr Baby abends Koliken hat, achten Sie auf Ihre Ernährung. Ernähren Sie sich vollwertig und regelmäßig. Nehmen Sie sich genug Zeit zum Essen. Abendliche Koliken können manchmal auftreten, weil Sie selber nicht genug Ruhe haben, Ihr Essen hinunterschlingen und nicht regelmäßig und ausreichend essen. Gestillte Babys haben manchmal über mehrere Tage keinen Stuhlgang. Sie können ihm den Bauch massieren, um ihm Erleichterung zu verschaffen. Wenn Sie sich Sorgen machen, fragen Sie auf jeden Fall Ihren Kinderarzt.

Wenn Ihr Baby schreit, ist es oft unmöglich, es zu massieren. Versuchen Sie es stattdessen mit der Fliegerposition (S. 84). Die folgende Technik können Sie zwischen den Anfällen von Unwohlsein und Schreien anwenden, wenn Ihr Baby nicht zu hungrig oder zu voll ist. Eine gute Gelegenheit für diese Massage ergibt sich, wenn Sie gerade die Windeln wechseln.

Legen Sie Ihr Baby in seinen Wachzeiten häufig auf den Bauch. Das wirkt vorbeugend bei Spucken, Blähungen und Verstopfung. In der Bauchlage kann sich sein Bauch dehnen und entspannen. Aber warten Sie nach seiner Mahlzeit ein Weilchen, lassen Sie es erst verdauen.

Wenn der Bauch Ihres Babys hart und unnachgiebig ist, kitzeln Sie ihn und legen Sie zuerst ganz sanft Ihre warme, entspannte Handfläche auf sein Bäuchlein, bevor Sie mit der Massage beginnen.

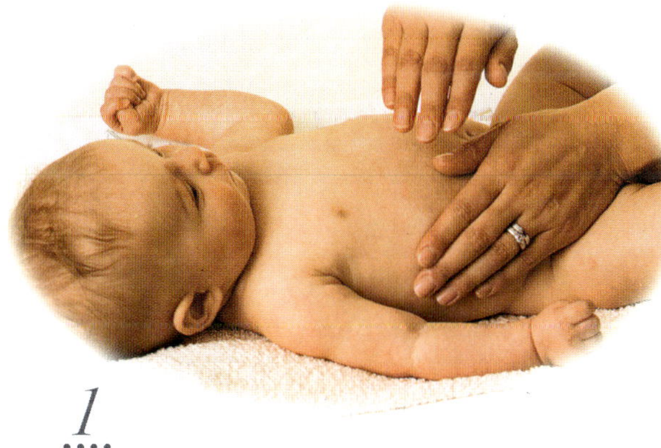

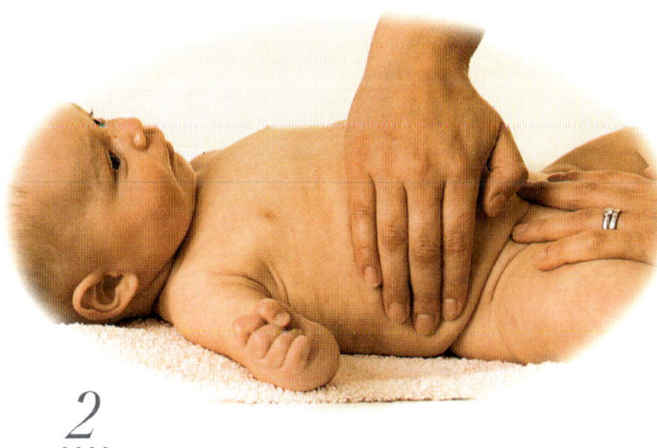

Wenn Ihr Baby unter Blähungen, Koliken oder Verstopfung leidet, fragen Sie Ihren Kinderarzt. Möglicherweise reagiert Ihr Baby allergisch auf Bestandteile seiner oder, falls Sie stillen, Ihrer Ernährung. Wenn Ihr Baby mindestens vier Monate alt ist und Sie schon zufüttern, können Sie ihm pürierte Papaya geben. Papayas enthalten verdauungsfördernde Enzyme.

1
....

Ihr Baby liegt vor Ihnen auf dem Boden. Mit dem Gewicht Ihrer entspannten Hände massieren Sie seine rechte Bauchseite von der Taille bis unterhalb des Nabels, eine Hand folgt der anderen.

• *Setzen Sie die Massage zwei bis drei Minuten lang fort und massieren Sie dann die linke Bauchseite genauso.*

2
....

Legen Sie Ihre gewölbte Hand quer auf den Bauch Ihres Babys. Mit sanftem Druck kneten Sie den Bauch von einer Seite zur anderen. Drücken Sie nicht nach unten, in den Bauch hinein. Dann würde das Baby mit Widerstand reagieren und seinen Bauch anspannen. Bleiben Sie spielerisch, damit sein Bauch sich entspannt und weich wird.

• *Setzen Sie die Massage etwa 20 Sekunden lang fort.*

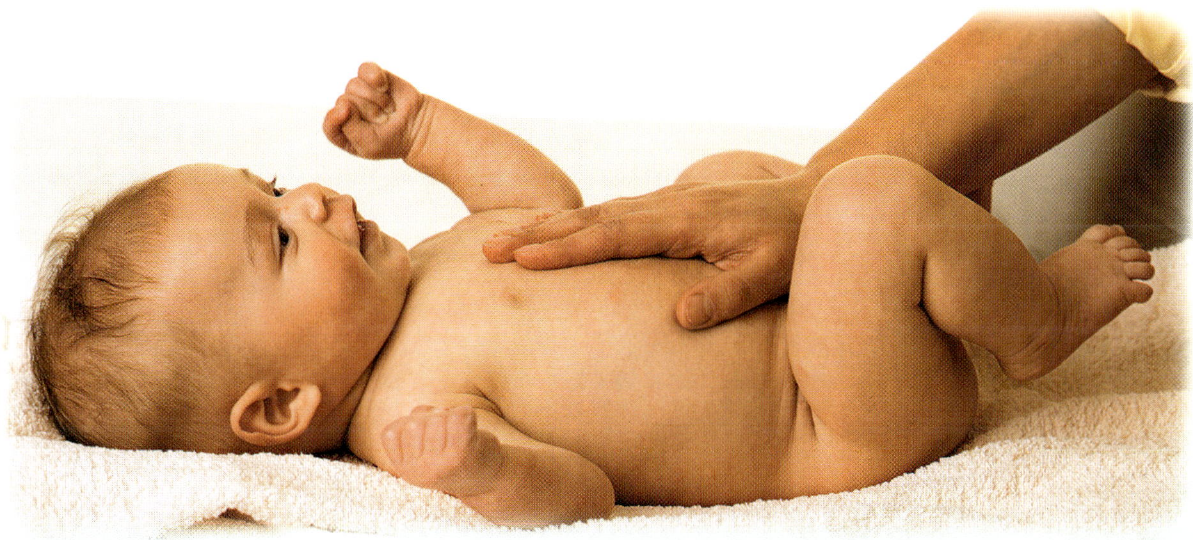

3
....

Jetzt massieren Sie den Bauch Ihres Babys mit dem entspannten Gewicht Ihrer gewölbten Hand mit einer kreisförmigen Bewegung im Uhrzeigersinn von links nach rechts.

• *Wiederholen Sie die Massagebewegung vier- bis fünfmal.*

Zahnen

Zahnen beginnt lange, bevor die Zähne Ihres Babys zu sehen sind. Der Durchbruch der Zähne beginnt normalerweise um den sechsten Lebensmonat herum. Zuerst kommen die unteren und dann die oberen mittleren Schneidezähne. Insgesamt hat das Milchgebiss 20 Zähne, im Gegensatz zu 32 bleibenden Zähnen, die ungefähr im Alter von sechs Jahren die Milchzähne ersetzen.

Zähneputzen sollte beginnen, sobald der erste Zahn auftaucht. Auch das Zahnfleisch muss geputzt werden. Putzen Sie Ihrem Baby zweimal täglich die Zähne. Zur Zahnpflege gehört auch, dass Sie Ihrem Kind keine gezuckerten Getränke und Nahrungsmittel geben. Nichts ist so schädlich für die Zahngesundheit wie die Nuckelflasche mit gesüßtem Tee oder der in Sirup getauchte Schnuller.

Zahnende Babys sind oft sehr quengelig, haben rote, aufgeraute Backen und geschwollene Kauleisten. Manchmal schreien sie plötzlich laut, ohne ersichtlichen Grund, und hören genauso plötzlich wieder auf.

Viele Babys bekommen ihre Zähne ohne nennenswerte Probleme. Bei Zahnschmerzen können homöopathische Kügelchen helfen. Bitte fragen Sie einen Homöopathen. Wenn Ihr Baby sich sehr unwohl fühlt, können Sie seine Hände, seine Füße und seinen Rücken massieren. Das ist unaufdringlich und tröstet es, wenn es unruhig und empfindlich ist.

Zahnen geht mit Symptomen einher, die auch bei anderen, ernsthaften Erkrankungen auftreten können. Wenn Ihr Baby sich offensichtlich unwohl fühlt, suchen Sie professionelle Hilfe.

Manche Babys sabbern und stopfen sich die Händchen in den Mund, wenn sie zahnen.

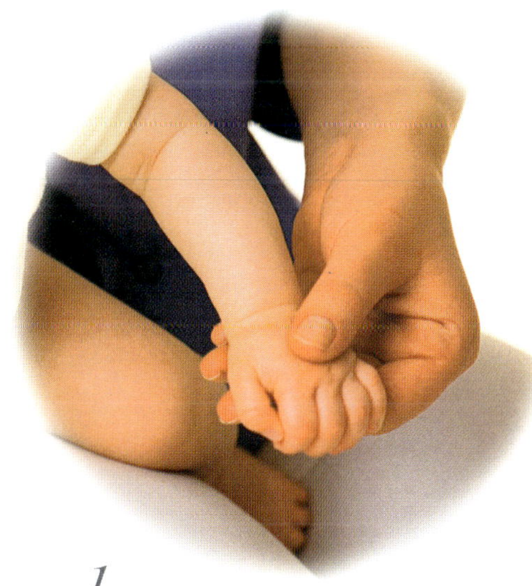

1

....

Ihr Baby sitzt auf Ihrem Schoß. Drücken und
kneten Sie seine Hände sanft zwischen
Daumen und Fingerspitzen.

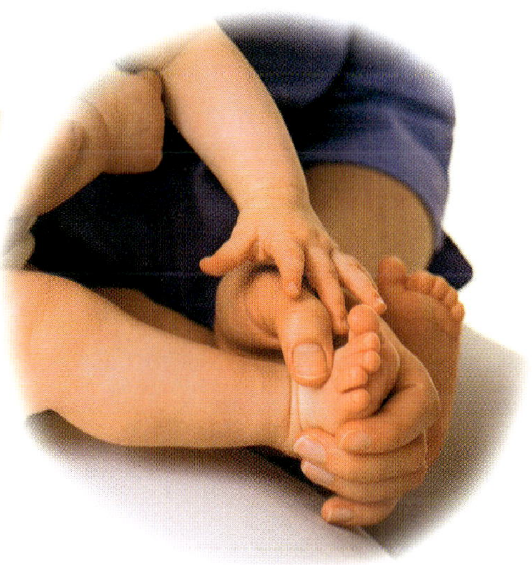

2

....

Gehen sie dann zu den Füßen. Kneten und
streichen Sie Fußsohlen und Fußrücken.

3

....

Halten Sie Ihr Baby und streichen Sie
sanft den ganzen Rücken und die
Wirbelsäule auf und ab. Sprechen Sie
während der Massage leise mit ihm.

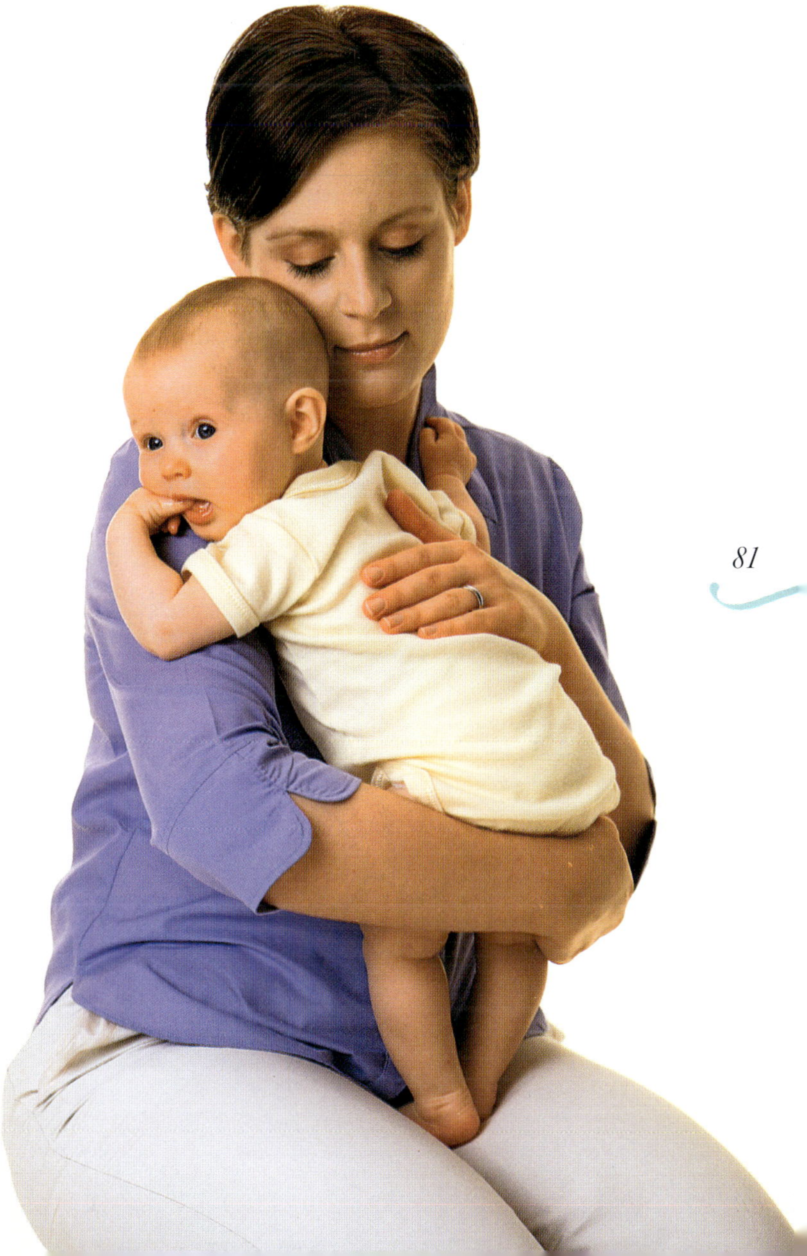

*Ein natürliches Heilmittel wie
die römische Kamille kann die
Schmerzen lindern, die das
Zahnen verursacht. Mischen
Sie ein paar Tropfen
Kamillenessenz mit Milch und
fügen Sie die Mischung dem
Badewasser Ihres Babys hinzu.*

Schlafstörungen

Ein neugeborenes Baby schläft nie länger als einige Stunden. Zwangsläufig weckt es Sie deshalb in der Nacht. Wenn es aufwacht, sollte es trinken und – nachdem Sie es gewickelt und mit ihm geschmust haben – wieder einschlafen. Babys brauchen Körperkontakt. Das erste Zuhause eines Babys ist seine Mutter, und oft will es nur eine Weile in Ihren Armen sein.

Wenn Ihr Baby wirklich Schlafprobleme hat, ist es nicht ratsam, mitten in der Nacht stundenlang mit ihm herumzuwandern, um es zu beruhigen. Die Fliegerposition kann helfen (s. S. 84), wenn auch sie nicht hilft, fragen Sie Ihren Arzt um Rat.

Es gibt zahlreiche Gründe dafür, dass Babys nicht einschlafen. Wenn Ihr Baby satt und trocken ist, wenn es aufhört zu schreien, sobald es auf Ihrem Arm ist, und wieder anfängt, wenn Sie es hinlegen, bringt es ganz klar zum Ausdruck, dass es bei Ihnen sein möchte. In diesem Fall kann eine sanfte Massage die beste Lösung sein.

Die folgende Technik erlaubt es Ihnen, sich allmählich zurückzuziehen. Sie berühren Ihr Baby so sanft und liebevoll, dass es sich Ihrer Gegenwart sicher ist und beruhigt einschläft. Wenn Ihr Kind sich aufsetzt und weint, legen Sie es wieder hin und fahren Sie fort. Der Erfolg dieser Technik hängt mit davon ab, dass Sie eine klare Einstellung haben und beharrlich und konsequent bleiben. Wenn Ihr Baby das einmal akzeptiert hat, können Sie es so schlafen legen, und Ihr Baby gewöhnt sich daran.

Dieselbe Technik können Sie einsetzen, wenn Sie merken, dass es Zeit ist, ein Einschlafritual einzuführen, weil sich regelmäßige Schlafenszeiten herauskristallisiert haben. Sie können sich allmählich weiter zurückziehen, indem Sie die Massage abkürzen und nur Ihre Hand auf Ihrem Kind liegen lassen, bis es einschläft. Wenn Sie das eingeführt haben, können Sie die Zeit weiter verkürzen und die Hände wegnehmen, wenn Ihr Baby fast eingeschlafen ist. Bleiben Sie in seiner Sichtweite und beruhigen Sie es leise. Der letzte Schritt besteht darin, dass Sie Ihr Baby hinlegen, es streicheln, ihm sagen, dass jetzt Schlafenszeit ist, und sich dann langsam zurückziehen.

Mit dieser einfachen Technik und ein wenig Geduld helfen Sie Ihrem Baby beim Einschlafen.

1
....

Legen Sie Ihr Baby auf die Seite und streichen Sie mit dem Gewicht Ihrer entspannten Hand über seinen oberen Rücken.

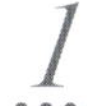

2
....

Jetzt streichen Sie den Rücken hinunter, als würden Sie ein Kätzchen oder einen kleinen Hund streicheln.

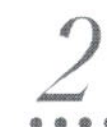

3
....

Umfassen Sie den Hinterkopf und fahren Sie mit Hand und Fingern sachte hin und her. Der Kopf legt sich perfekt in Ihre Hand.

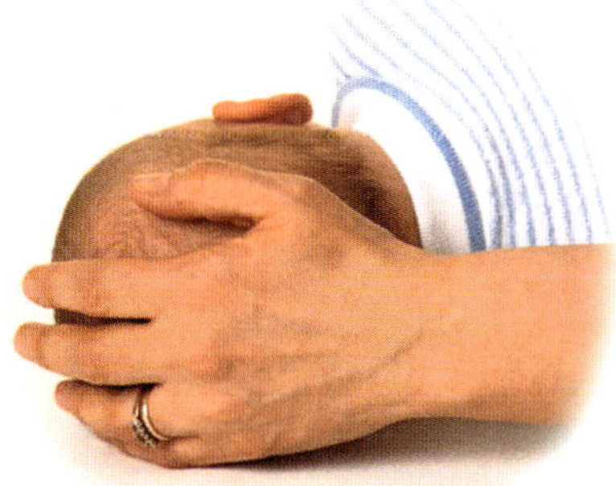

4
....

Streicheln Sie den Oberkopf mit den Fingerspitzen, die Sie langsam abheben.

• *Bleiben Sie beharrlich, und wenn Ihr Baby nicht aufhört zu weinen, wiederholen Sie den ganzen Ablauf.*

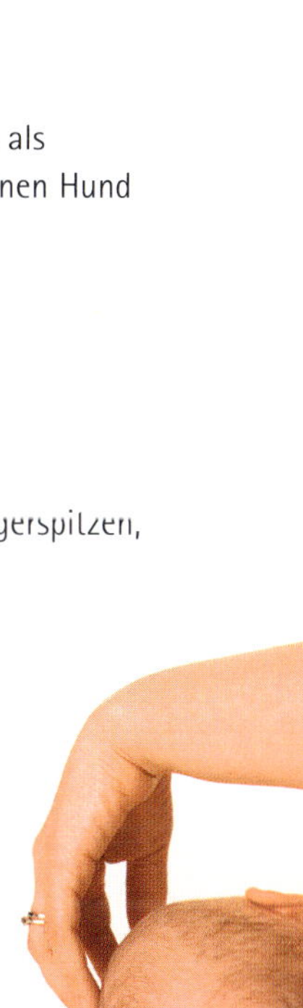

Die Fliegerposition

In der Fliegerposition können Sie Ihr Baby wunderbar tragen und massieren, damit sich sein Bauch entspannt und Koliken, Blähungen, Verstopfung, Reizbarkeit, Ängste und andere Beschwerden, die mit Spannung im Bauch einhergehen, verschwinden.

Diese Technik ist vorbeugend und lindernd zugleich. Sie kann spontan angewandt werden, wenn Ihr Baby es gerade braucht, aber auch als tägliche Behandlung, wobei die Wirkung sich steigert und die Verfassung Ihres Babys insgesamt verbessert.

Ihr Baby erfährt ein tiefes Gefühl der Erleichterung und Entspannung, nicht nur in seinem Bäuchlein. Der Verdauungstrakt ist ein „emotionales Zentrum" ist, daher wird dieses Gefühl seinen ganzen Körper durchfluten.

Da Sie Ihr Baby in dieser Position mit beiden Armen halten, können Sie es bequem über längere Zeit tragen, und sie erfährt die größtmögliche Wirkung dieser Massage. Besonders für Väter ist diese Technik empfehlenswert,

weil das Baby von der Brust abgewandt liegt und nicht in Versuchung kommt zu trinken. Außerdem gibt diese Position dem Vater die Möglichkeit, sein Baby zu beruhigen, wenn die Mutter abwesend ist oder Zeit für sich braucht.

Denken Sie daran – die Art, in der Sie Ihr Baby halten und berühren, ist wichtig und hat Einfluss auf die Wirkung der Massage. Es ist von entscheidender Bedeutung, dass Sie selber während der Massage entspannt bleiben, auch wenn Ihr Baby gestresst und aufgeregt ist. Lassen Sie Ihre Schultern sinken, entspannen Sie Ihre Hände und atmen Sie tief und gleichmäßig – das Baby fühlt Ihre Ruhe und entspannt sich dann auch.

Für die Fliegerposition kann Ihr Baby nackt oder bekleidet sein. Sie wirkt sofort und kann jederzeit und überall praktiziert werden. Je öfter Sie die Technik einsetzen, desto besser ist die Wirkung. Sie ergänzt, aber ersetzt niemals professionelle Diagnose und Behandlung.

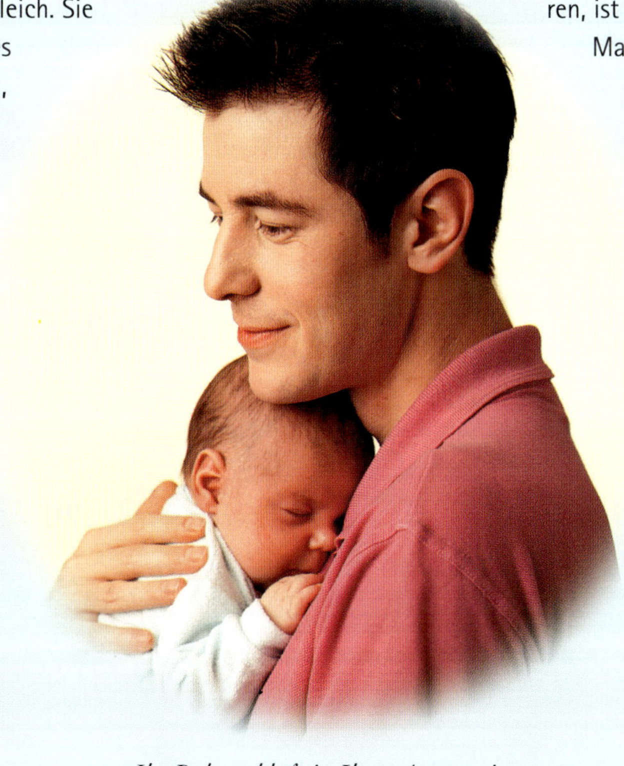

Ihr Baby schläft in Ihren Armen ein, sobald sich seine Beschwerden mithilfe dieser Technik verflüchtigt haben.

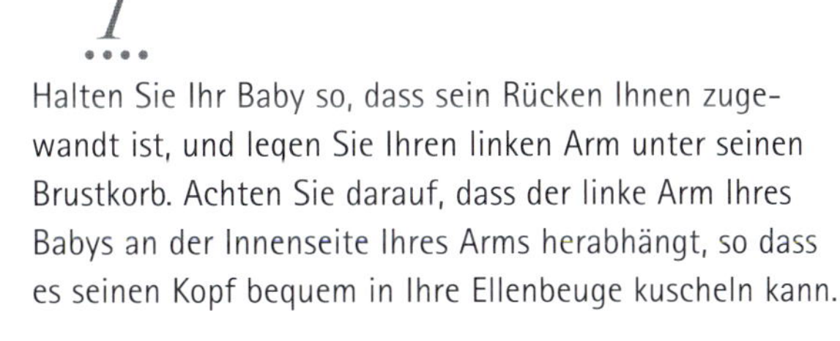

1

Halten Sie Ihr Baby so, dass sein Rücken Ihnen zugewandt ist, und legen Sie Ihren linken Arm unter seinen Brustkorb. Achten Sie darauf, dass der linke Arm Ihres Babys an der Innenseite Ihres Arms herabhängt, so dass es seinen Kopf bequem in Ihre Ellenbeuge kuscheln kann.

2

Legen Sie Ihre rechte Handfläche zwischen den Beinen Ihres Babys auf seinen Bauch, sodass sein Gewicht gleichmäßig auf Ihren beiden Armen ruht.

3

Haken Sie den Unterschenkel Ihres Babys an Ihrem Unterarm ein und drehen Sie es so, dass es auf Ihren Händen liegt. Sein Bauch zeigt nach unten und ruht in Ihrer Hand. Kneten Sie seinen Bauch von beiden Seiten sanft mit Ihrer Rechten. Das Körpergewicht Ihres Babys liegt auf Ihrer massierenden Hand und verstärkt die Wirkung der Massage, sodass Sie, ohne Druck auszuüben, engeren Kontakt erzielen können. Setzen Sie die Massage einige Minuten lang fort. Wenn Ihr Baby weiterhin Unbehagen äußert, gehen Sie auf und ab und klopfen ihm den Rücken.

• *Wiederholen Sie diese Massage mehrmals täglich.*

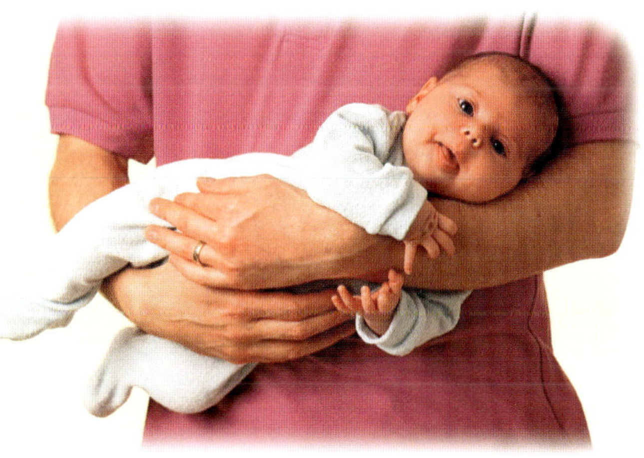

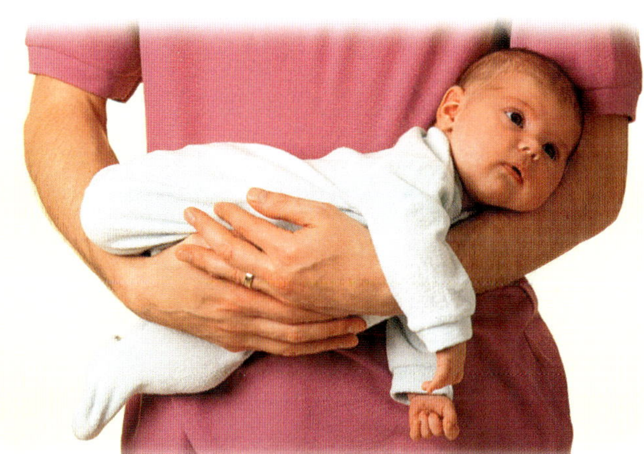

Wenn Sie Ihre gespreizte rechte Hand auf den Bauch Ihres Babys legen, befindet sich Ihr Daumen auf dem aufsteigenden Dickdarm, zwischen Rippenrand und Becken, und Ihre Fingerspitzen liegen auf dem absteigenden Dickdarm, zwischen Rippenrand und Becken.

Kaiserschnittbabys

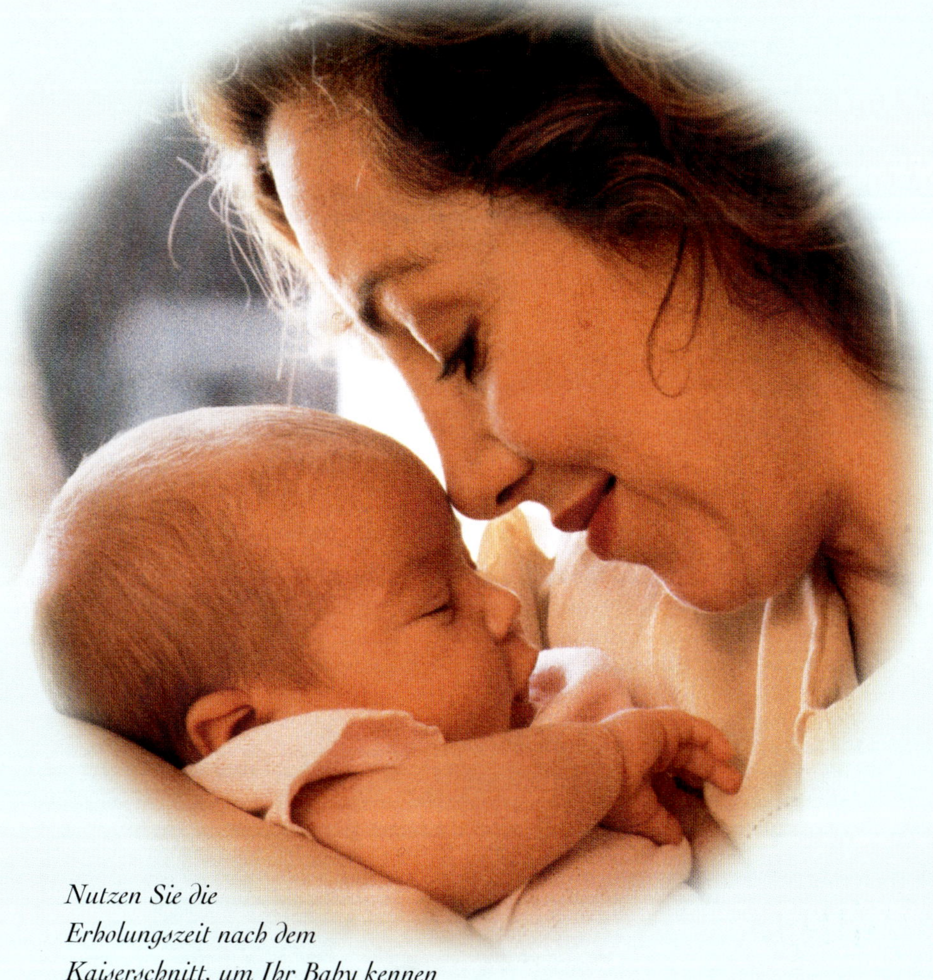

Wenn Babys durch Kaiserschnitt, ohne jede Wehentätigkeit, geboren werden, fehlt ihnen die Stimulierung ihres Organismus, die durch die Arbeit der Gebärmutter bei der normalen Geburt stattfindet. Deshalb tut diesen Babys eine regelmäßige Massage besonders gut. Zu allen schon genannten Vorteilen der Massage kommt die Vertiefung Ihrer emotionalen Beziehung durch diese Zeit, die Sie regelmäßig miteinander verbringen. Vielleicht hatten Sie direkt nach dem Kaiserschnitt aus medizinischen Gründen keine Möglichkeit, zusammen zu sein oder Ihr Baby richtig kennen zu lernen. Auch in den Tagen nach der Operation braucht Ihr Körper noch Zeit, sich zu erholen, und körperliche Nähe kann schwierig sein, weil es Ihnen schwer fällt, Ihr Baby zu heben und zu halten.

In der Zeit nach einem Kaiserschnitt können Sie Ihre Rekonvaleszenz nutzen, um mit Ihrem Baby zusammen zu liegen und es an die Massagen für Neugeborene (s. S. 16–25) zu gewöhnen. Wenn Ihr Baby so weit ist, dass es eine ausführlichere Massage verträgt, haben Sie sich schon so weit erholt, dass Sie es heben und tragen können. Bis alles verheilt ist, sollten Sie alle Tätigkeiten vermeiden, die Druck im Unterleib erzeugen. Wenn Sie das Gefühl haben, dass Sie Ihr Baby gut heben und tragen können, tragen Sie es ganz dicht am Körper. Heben Sie es nicht mit ausgestreckten Armen hoch, das strengt Ihren Bauch sowie den unteren Rücken an. Kaiserschnittbabys sind oft lethargischer. Massage bewirkt die notwendige Stimulation und gibt Ihnen die Gelegenheit, sich von seiner Gesundheit zu überzeugen. Und Sie erleben mit ihm eine einzigartige Zeit des emotionalen Austauschs.

Nutzen Sie die Erholungszeit nach dem Kaiserschnitt, um Ihr Baby kennen zu lernen und sich zu entspannen.

Frühgeborene

Mit der heute hochentwickelten Intensivmedizin können die meisten Frühgeborenen, selbst mit einem geringen Körpergewicht von manchmal nur 900 Gramm oder weniger, überleben. Manche Babys werden in einem sterilen Inkubator intravenös ernährt, und Herzschlag, Blutdruck und Temperatur werden ständig über Monitore kontrolliert. Dann kann es schwierig sein, es zu berühren und zu streicheln. Aber Sie können dennoch Kontakt zu ihm aufnehmen und vielleicht seine Hände und Füße streicheln.

Sehr kleine Frühgeborene können überempfindlich auf Berührung reagieren, aber wenn sie ein bisschen reifer sind, ist elterliche Berührung sehr wohltuend. Ein Baby, das lange Zeit im Inkubator liegt, kann Berührung mit medizinischer Behandlung assoziieren und schreit deswegen. Eine mitfühlende Beraterin ermutigt Sie, Ihr Baby zu berühren und – wenn möglich – zu halten, sodass Sie so viel Hautkontakt wie möglich aufnehmen können. Berühren und streicheln hilft ihm zu gedeihen. Warten Sie jedoch nicht auf eine unmittelbare Reaktion. Seien Sie geduldig und beobachten Sie es.

Zuerst können Sie versuchen, einfach eine entspannte Hand auf die Haut Ihres Babys zu legen. Wenn Sie zuerst sein Vertrauen gewinnen und nur weiter gehen, wenn es eine positive Reaktion zeigt, werden Sie lohnendere Erfahrungen machen.

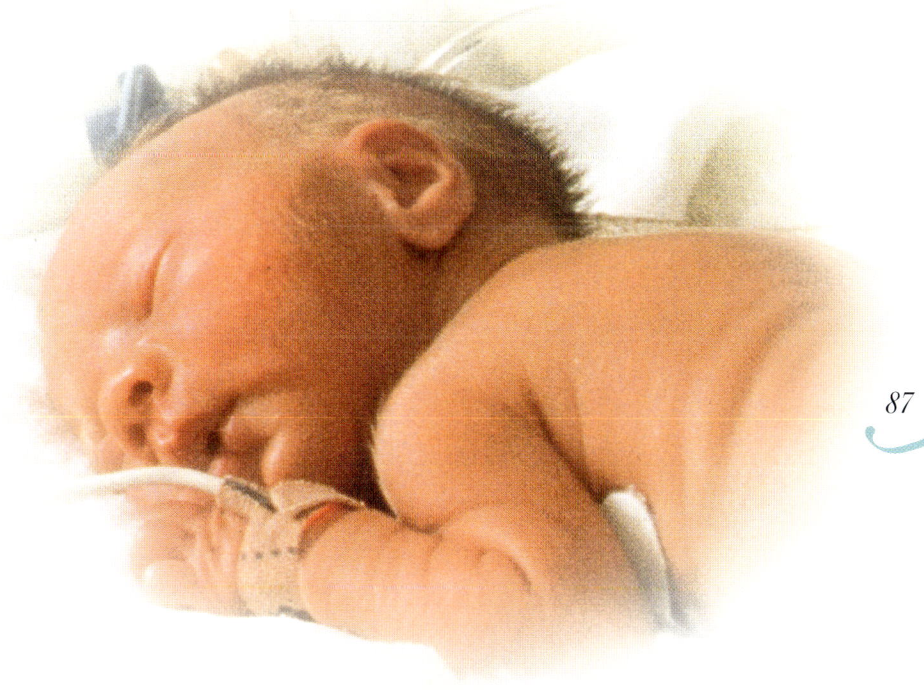

Studien haben gezeigt, dass frühgeborene Babys, die zehn Tage lang regelmäßig massiert wurden, Nahrung besser aufnehmen konnten und mehr zunahmen als Babys, die nicht massiert wurden. Daher können solche Babys früher aus dem Krankenhaus entlassen werden.

Sehbehinderungen

Kinder mit Beeinträchtigungen der Sehfähigkeit profitieren sehr von regelmä-
ßigen Massagen. Vielleicht noch mehr als die meisten anderen Kinder brauchen sie die Stimulation durch Berührung. Der Tastsinn kann ein Kommunika-
tionskanal sein, der dem Kind wichtige Informationen über die Außenwelt
vermittelt und es ihm erlaubt, sich mit ihr auszutauschen.

Wenn ein Sinn beeinträchtigt ist, führt das oft zu einer verfeinerten Entwicklung eines anderen, und das trifft besonders für den Tastsinn zu. Kinder,
die sehbehindert sind, sind von ihrem Tastsinn abhängig, wenn es darum geht,
den Dingen in ihrer Umgebung Form zu geben und sie zu erkennen. Durch
regelmäßige Massage bekommen Sie einen besseren Kontakt zu Ihrem Kind.
Das erleichtert es Ihnen, es an die Dinge, mit denen es im Alltag zurecht
kommen muss, heranzuführen. Ihrem Kind hilft die Massage, Widerstände
gegen Berührung zu überwinden und sozial aktiver zu werden.

Wenn Sie mit Massage anfangen, beginnen Sie langsam. Streicheln Sie es
zuerst sanft – sprechen Sie mit ihm und beobachten Sie seine Reaktion. Eine
Mutter, die ich kannte, massierte ihr Baby immer mit geschlossenen Augen.
Sie sprach mit ihm und sang ihm etwas vor und blieb die ganze Zeit während
der Massage in engem körperlichen Kontakt mit ihm, sie schmuste mit ihm
und hielt ihr Gesicht ganz nah an das ihres Babys.

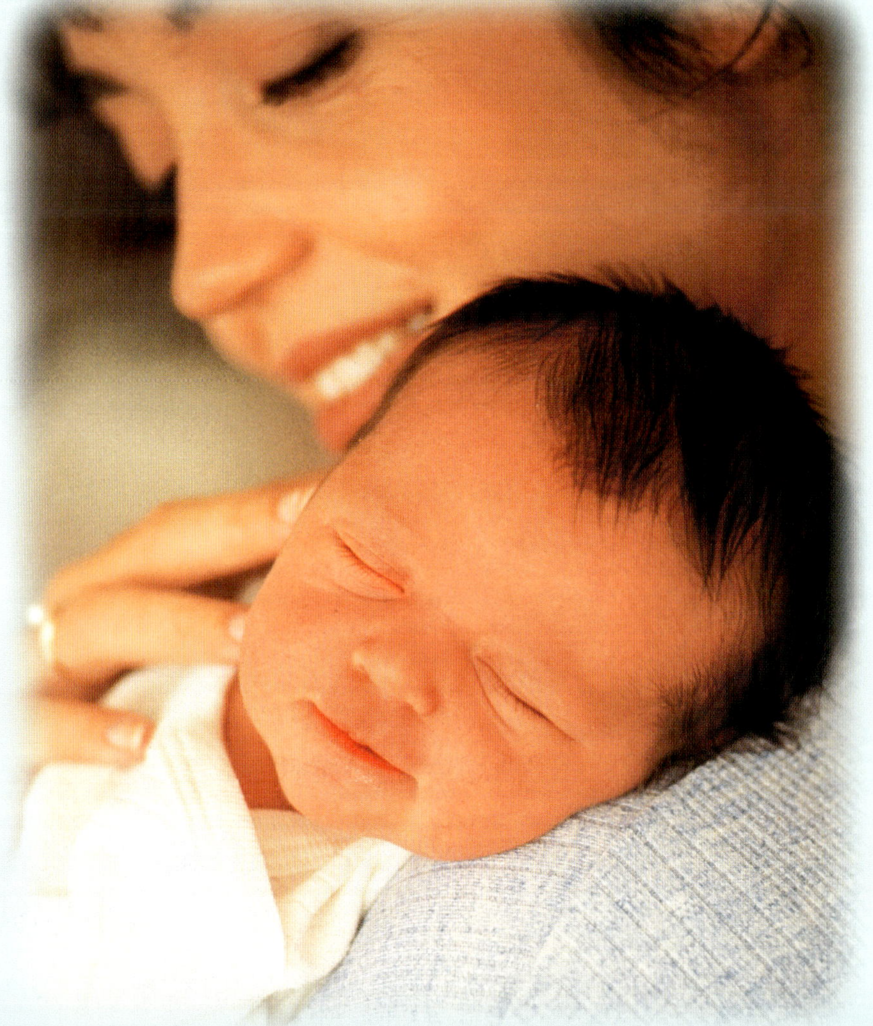

*Um die anderen Sinne, wie Hören und
Riechen, ebenfalls zu wecken, sprechen
Sie sanft mit Ihrem Baby und bleiben
Sie während der Massage mit Ihrem
Gesicht ganz nah an seinem.*

Schwerhörigkeit

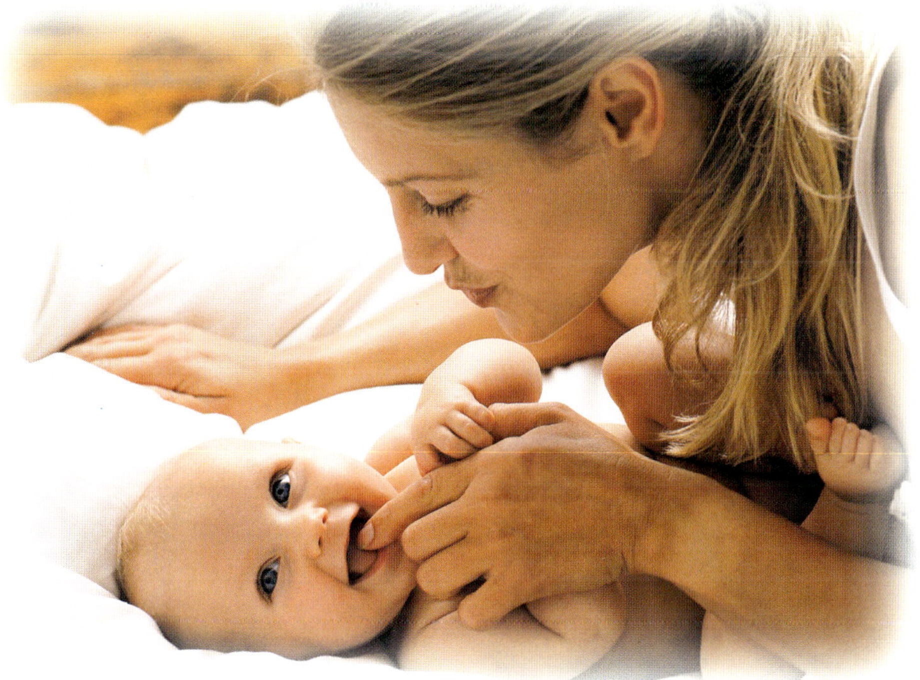

Sprechen Sie mit Ihrem Baby, während Sie massieren. Bleiben Sie ganz nah und zeigen Sie ihm mit Ihrer Mimik Ihre Zuneigung.

Babys mit Hörproblemen tut Massage gut. Regelmäßige Massage fördert die Entwicklung Ihres Babys, die durch die Behinderung verlangsamt sein kann. Sie hilft Ihnen, sich an seiner Art zu kommunizieren zu erfreuen, und stärkt ihre emotionale Beziehung. Das wiederum vermehrt das Selbstvertrauen Ihres Kindes.

Es ist wichtig, mit einem hörbehinderten Baby zu sprechen und ihm viele sichtbare Zeichen in Form von Körpersprache, Mimik, Gestik und liebevoller Zuwendung zu geben. Sprechen Sie mit Ihrem Baby und artikulieren Sie die Worte deutlich, sodass Ihr Baby Ihnen seine ganze Aufmerksamkeit zuwendet.

Gewöhnen Sie es langsam und sanft an Massage, so überwinden Sie jeden anfänglichen Widerstand. Streicheln Sie es und halten Sie Augenkontakt, während Sie ihm erklären, was Sie tun. Die Massage soll ein Vergnügen sein, beobachten Sie genau, wie es reagiert.

Manche Babys mit Seh- oder Hörbehinderungen krabbeln und laufen spät. Das liegt möglicherweise daran, dass sie ungern auf dem Bauch liegen – sie fühlen sich von ihrer Umwelt abgeschnitten. Wenn Sie Ihrem Baby den Rücken massieren, können Sie seinen Oberkörper mit einem Kissen abstützen.

Sichelfuß

Eine der am häufigsten vorkommenden Fußdeformationen ist der Sichelfuß, wobei der Fuß nach innen gedreht und wie eine Sichel gebogen ist. Das ist eine Folge der Lage in der Gebärmutter. Meist reagiert der Fuß gut auf Physiotherapie. Nur selten muss operativ korrigiert werden. Damit der Fuß gerade wird, muss sich die Achillessehne dehnen, und der Wadenmuskel muss nachgeben, um die Bewegung zu ermöglichen. Hier sind Massagetechniken, die Sie einsetzen können. Aber lassen Sie sich vorher von Ihrer Physiotherapeutin beraten und zeigen Sie ihr, was Sie tun wollen.

Halten Sie Ihr Baby fest, wenn seine Füße auf Ihrem Bauch liegen, damit es sich nicht über Ihre Knie hinaus abstößt.

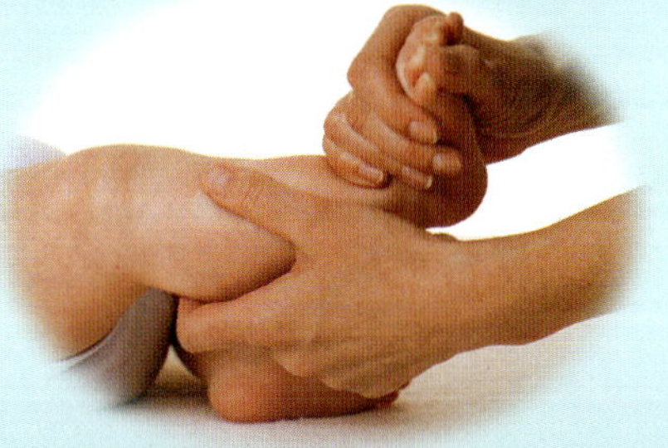

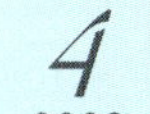

1

Setzen oder knien Sie sich bequem auf ein Kissen. Ziehen Sie Bein und Fuß Ihres Babys durch Ihre Hände, eine Hand folgt der anderen. Mit Ihrem nach unten gerichteten Daumen streichen Sie über den Unterschenkel Ihres Babys, ziehen den Fuß durch Ihre Hand und drehen ihn nach außen. Dehnen Sie dabei die Ferse so weit wie möglich, ohne zu forcieren.

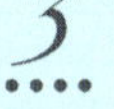

2

Halten Sie den Fuß in dieser Stellung, während Sie gleichzeitig mit Ihrer anderen Hand seine Wade massieren.

• *Setzen Sie die Massage ein paar Minuten oder so lange, wie Ihr Baby es Ihnen erlaubt, fort. Wiederholen Sie die Massage zweimal täglich – morgens und abends.*

3

Jetzt halten Sie den Fuß in der gleichen Stellung, während Sie mit den Fingerspitzen den Muskel an der äußeren Seite seines Schienbeins streichen und massieren.

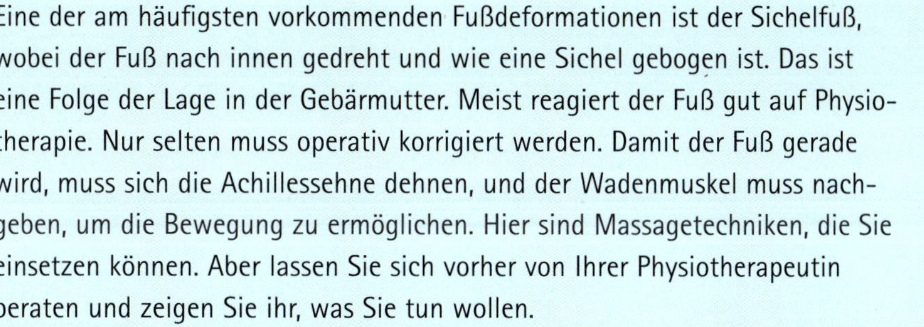

4

Sie sitzen bequem mit aufgestellten Beinen und lassen Ihr Baby in Hockstellung auf Ihren Oberschenkeln liegen. Seine Knie sollten gebeugt und geöffnet sein, sodass seine Füße Ihren Brustkorb berühren. Massieren Sie die Waden Ihres Babys, und dehnen Sie gleichzeitig seine Fersen, indem Sie seine Füße gegen Ihren Brustkorb oder Ihre Taille drücken.

• *Setzen Sie die Massage ein paar Minuten oder so lange, wie Ihr Baby es Ihnen erlaubt, fort. Wiederholen Sie die Massage morgens und abends.*

Zerebralparese

Bei einer Zerebralparese entwickelt sich der Teil des Gehirns schlechter, der für Bewegung und Aufrichtung zuständig ist. Auch benachbarte Hirnareale können betroffen sein. Das wirkt sich in Lernbehinderungen und Augenproblemen sowie Sprachbehinderung und Hörproblemen aus. Die Erscheinungsformen variieren von Kind zu Kind und können leicht bis sehr schwer sein.

Man unterscheidet drei Formen der Zerebralparese: Die Ataxie äußert sich in einem unsicheren Gang und Schwierigkeiten zu balancieren. Spastik zeigt sich in unkontrollierten Muskelbewegungen, die mit Muskelverspannungen einhergehen. Und als Atheose bezeichnet man unkontrollierbare und unwillkürliche Bewegungen einzelner Körperteile. Kinder, die an schweren Formen der Zerebralparese leiden, brauchen unter Umständen Vollzeitpflege. Tägliche Massage kann eine mäßige bis hochgradige Besserung ihrer Lebensqualität bedeuten. Wenn Sie Ihr Kind bisher noch nicht massieren, bitten Sie Ihren Physiotherapeuten um Unterstützung und zeigen Sie ihm, was Sie vorhaben.

Jede Verbesserung des Muskeltonus vergrößert die Bewegungsmöglichkeiten und kann die Haltung positiv beeinflussen. Massage kann die steifen Muskeln lockern. Chronische Blähungen und Verstopfung, oft durch mangelnde Bewegung und schlechte Körperhaltung verursacht, werden gelindert. Der Kreislauf wird besser, und täglicher, liebevoller Körperkontakt durch das Medium der Massage vertieft die Kommunikation.

Zerebralparese kann im ersten Lebensjahr oder länger unentdeckt bleiben. Wenn Sie meinen, dass Ihr Kind betroffen ist, fragen Sie Ihren Arzt. Wenn die Diagnose bereits feststeht, ist es gut, so früh wie möglich mit Massage zu beginnen. Achten Sie darauf, seine Gelenke niemals mit Gewalt zu bewegen. Passen Sie die Massagebewegungen Ihrem Kind an. Wenn Ihr Baby nicht gern nackt ist, massieren Sie es bekleidet. Gewöhnen Sie es langsam an Massage. Beginnen Sie, indem Sie zuerst nur einzelne Körperteile massieren. Vielleicht massieren Sie zu Anfang Hände und Füße, dann Hände und Arme, Füße und Beine und gewöhnen es so allmählich an die komplette Massage. Massieren Sie Ihr Kind täglich. Wenn Sie auf Schwierigkeiten stoßen, fragen Sie Ihren Physiotherapeuten.

Singen und sprechen Sie und bleiben Sie ganz dicht bei Ihrem Baby, um seine Aufmerksamkeit wachzuhalten.

Das Kind von neuem an Massage gewöhnen

Mit zunehmender Beweglichkeit und dem Drang, die Welt zu erkunden, wollen die meisten Babys irgendwann nicht mehr so lange still liegen, dass Sie eine Ganzkörpermassage ausführen können. In dem Fall ziehen Sie Ihr Kind nicht mehr für die Massage aus, aber sobald Sie mit ihm zusammensitzen, reiben Sie seinen Rücken und seinen Kopf, seine Arme, seine Beine und seine Füße. Setzen Sie diese Form der liebevollen Berührung fort, solange es für Sie beide angenehm ist. Auch wenn Ihr Kind sich nicht mehr ausziehen und massieren lässt, ist sein Bedürfnis, gehalten und berührt zu werden, weiterhin sehr groß, und körperliche Zuwendung ist immer noch wichtig für sein Selbstwertgefühl und sein gesundes Körperbild. Viele spontane Umarmungen, Küsse und Zärtlichkeiten steigern sein Selbstvertrauen und machen es Ihnen leichter, Massage wieder einzuführen, wenn Sie das Gefühl haben, dass die Zeit dafür gekommen ist. Wenn der richtige Zeitpunkt gekommen ist – normalerweise im Alter von 18 Monaten –, gewöhnen Sie es an die folgende Massage.

Auch wenn Ihr Kind seine Umwelt entdeckt, können Sie weiterhin Momente des liebevollen Körperkontakts mit ihm genießen.

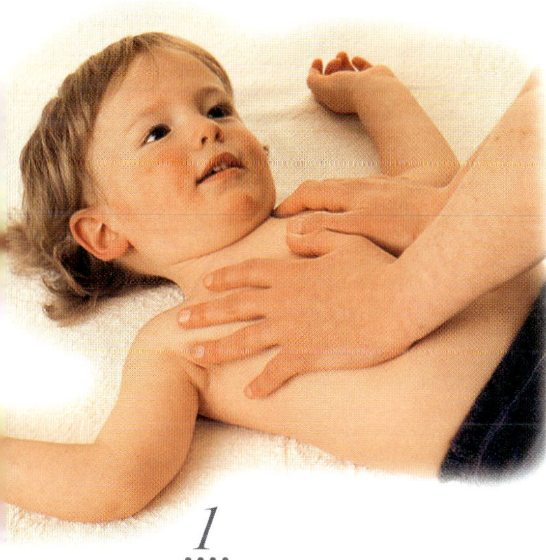

1

Legen Sie beide Hände auf den Brustkorb Ihres Kindes und streichen Sie mit entspannten Händen nach oben, nach außen und zurück zur Mitte.

• *Wiederholen Sie die Massagebewegung vier- bis fünfmal.*

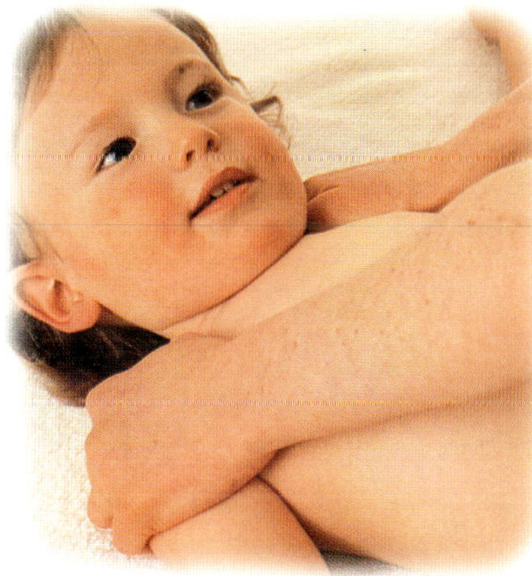

2

Reiben Sie seine Schultern sanft, aber fest vom Hals aus nach außen, nach vorn und nach hinten.

• *Setzen Sie diese Massagebewegung etwa 20 Sekunden lang fort.*

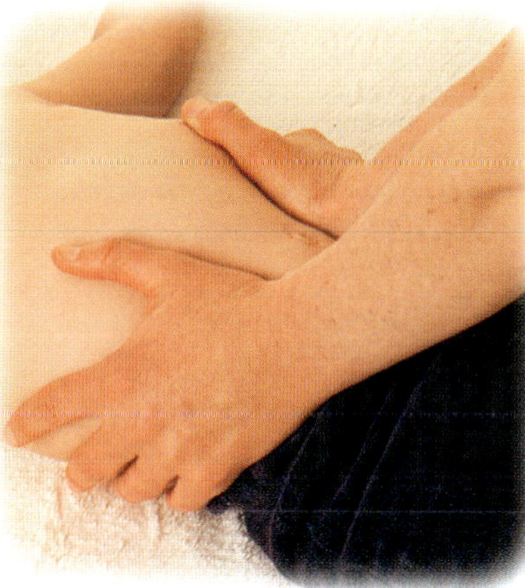

3

Ohne die Hände von seinem Körper zu lösen, streichen Sie jetzt von den Schultern zu seinen Hüften und wieder zurück.

• *Wiederholen Sie die Massagebewegung vier- bis fünfmal.*

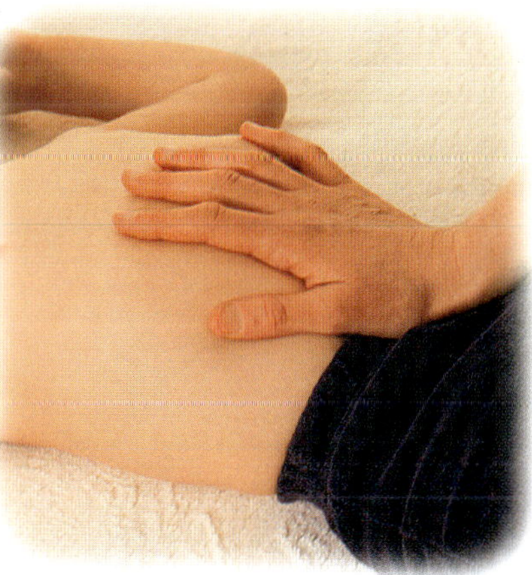

4

Mit dem Gewicht einer entspannten Hand massieren Sie seinen Bauch mit kreisförmiger Bewegung im Uhrzeigersinn.

• *Wiederholen Sie die Massagebewegung fünf- bis sechsmal.*

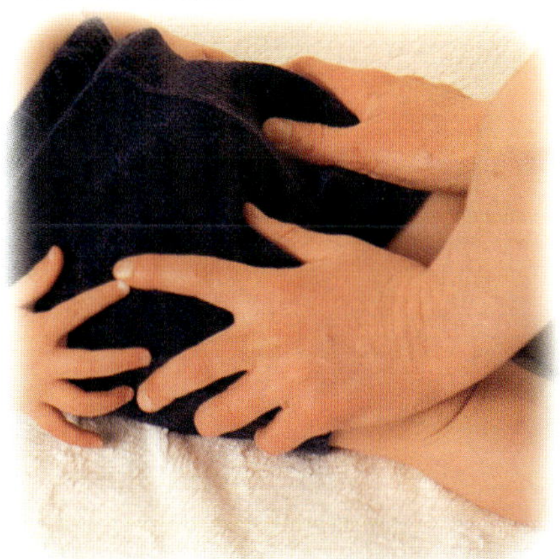

5

Massieren Sie die Vorderseite seiner Oberschenkel, indem Sie sie drücken, wieder loslassen und sie sanft fünf- oder sechsmal reiben. Ohne die Hände zu lösen, wiederholen Sie die Massage an den Unterschenkeln Ihres Kindes.

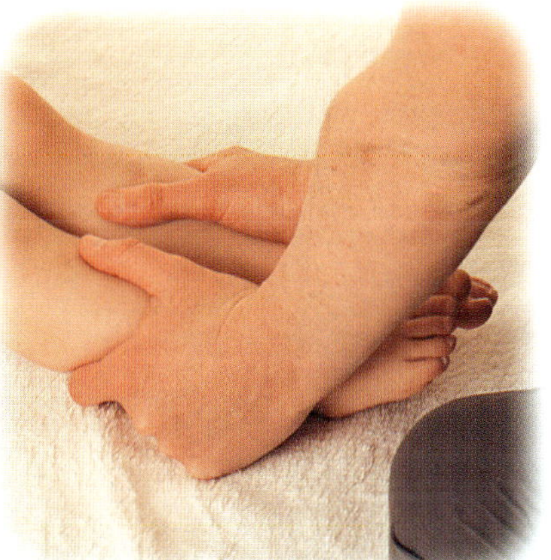

6

Ohne die Hände von der Haut Ihres Kindes zu lösen, streichen Sie zurück zu den Schultern und den ganzen Körper hinunter, bis zu seinen Füßen.

• *Wiederholen Sie die Bewegung drei- bis viermal und enden Sie bei seinen Füßen.*

EINE STÄRKERE BERÜHRUNG

Mit Beginn der Trotzphase, im Alter von ungefähr 18 Monaten, fängt Ihr Kind an, sich zu behaupten, und sein Drang nach Selbstständigkeit nimmt zu. Dann sind Ihre Geduld und Ihr Einfühlungsvermögen erst recht gefordert. Gleichzeitig scheint es, dass Ihr Kind in diesem Alter wieder Gefallen an Massagen findet. Diese Massagesitzungen können willkommene Unterbrechungen in den emotionalen Extremen dieser Entwicklungsphase sein.

Ihr Kind ist jetzt kräftiger und widerstandsfähiger. Vielleicht braucht es jetzt eine tiefergehende Berührung, und Ihre Massage muss etwas kräftiger und schneller sein. Damit Ihr Kind bei der Sache bleibt, müssen Sie während der Massage die ganze Zeit mit ihm sprechen, ihm etwas vorsingen und Augenkontakt halten.

Wenn Sie die leichten Gymnastikspiele von S. 60-71 mit ihm spielen, können Sie die Massage mit einem oder mehreren Spielen aus der Reihe kombinieren.

Lassen Sie Ihr Kind luftbaden, damit es seine Beweglichkeit genießen kann, und nutzen Sie Massage, um ihm den Weg in die Selbstständigkeit zu erleichtern.

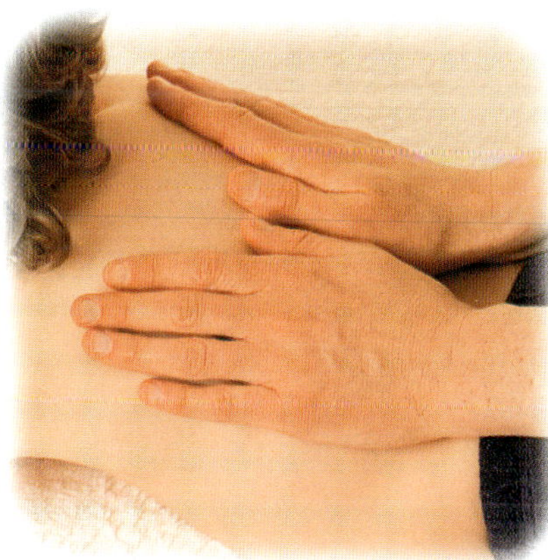

7

Ihr Kind legt auf dem Bauch. Reiben Sie seine Schultern mit Ihren Handflächen, und massieren Sie den Rücken entlang der oberen Wirbelsäule mit Ihren Daumen.

• *Setzen Sie die Massagebewegung etwa 20 Sekunden lang fort.*

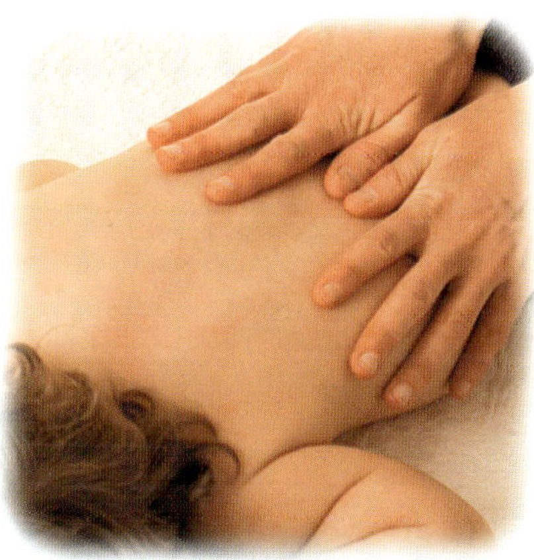

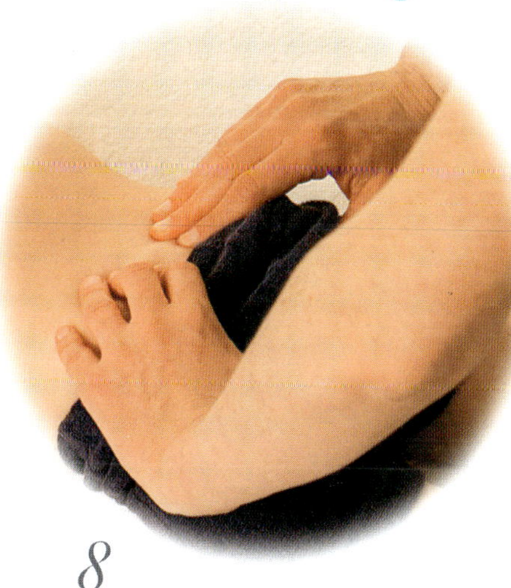

8

Streichen Sie mit dem Gewicht Ihrer entspannten Hände den ganzen Rücken, von den Schultern bis zum Becken. Massieren Sie das Becken mit Ihren Fingerspitzen und reiben Sie es sanft.

• *Wiederholen Sie die Massagebewegung drei- bis viermal.*

10

Jetzt ziehen Sie mit ausgebreiteten Fingern das Gewicht Ihrer ganzen Hände den Rücken hinunter bis zu den Füßen und gleiten dann zurück bis zum Becken.

• *Wiederholen Sie die Massagebewegung drei- bis viermal.*

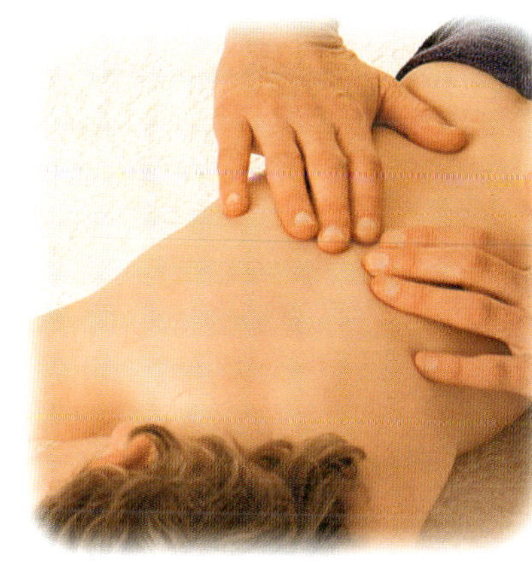

9

Mit Mittel- und Zeigefinger beider Hände gleiten Sie an beiden Seiten der Wirbelsäule nach oben, vom Becken bis zum Hals und wieder zurück.

• *Setzen Sie die Massagebewegung etwa 20 Sekunden lang fort.*

11

Zum Schluss streichen Sie den Rücken Ihres Kindes von den Schultern bis zu den Füßen aus.

• *Wiederholen Sie die Massagebewegung drei- bis viermal.*

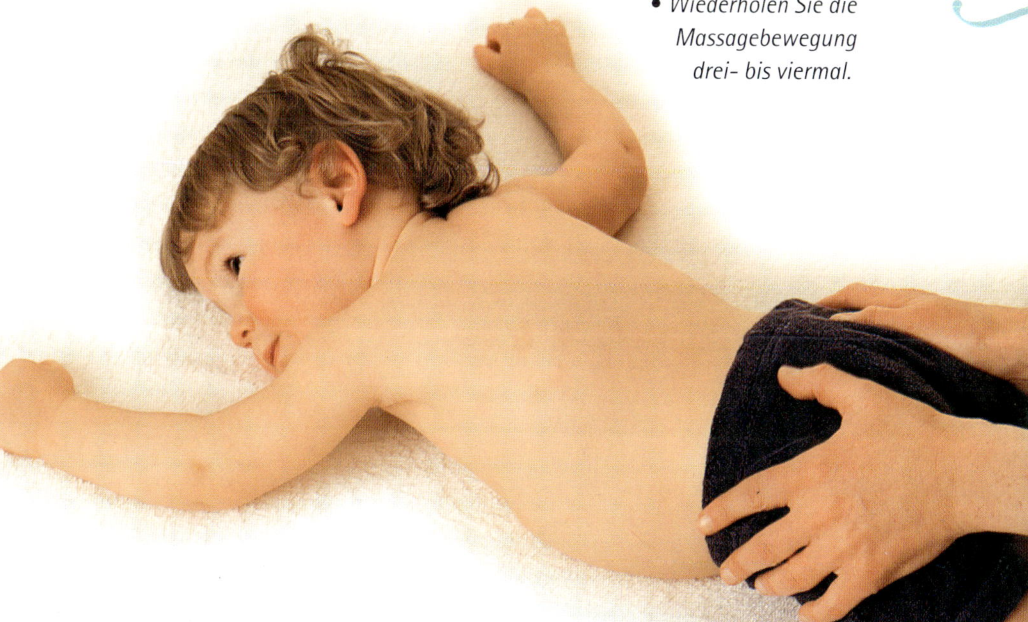

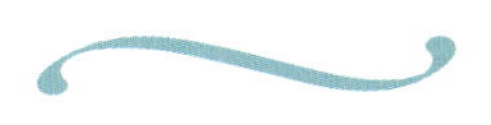

Register

DANKSAGUNG

Shuana N'diaye und Roland Codd für Unterstützung bei der Gestaltung.

BILDNACHWEIS
GettyOne Stone: S. 60, 86, 88, 91; Images Colour Library: S. 51; Powerstock Zefa Photo Library: S. 72; Steve Grand/Science Photo Library: S. 87; Telegraph Colour Library: S. 17, 27, 94; The Stockmarket: S. 50, 61, 92.

ADRESSEN

Deutsche Gesellschaft für Babymassage e. V. (DGBM), Schlüsselblumenweg 30, 30880 Laatzen, Tel. 05 10 2/91 66 27, Fax 05 10 2/91 66 29, E-Mail Info@dgbm.de, Internet www.dgbm.de

Deutscher Verband der Craniosacraltherapeuten/innen e. V. (DVCST), Dr.-Eisenmann-Str. 5, 85305 Jetzendorf, Tel. 0 81 37/9 26 79, Fax 0 81 37/9 20 59, E-Mail DVCST@csi.com, Internet www.cranioverband.org

Prager Eltern-Kind-Programm (PEKiP), Heltorfer Str. 71, 47269 Duisburg, Tel. 02 03/71 23 30, Fax 02 03/ 71 23 95, E-Mail pekip@t-online.de, Internet www.pekip.de

Bundesverband „Das frühgeborene Kind" e. V., Von-der-Tann-Str. 7, 69126 Heidelberg, Tel. 0 62 21/31 50 65, E-Mail fruehgeborene@selbsthilfe-forum.de, Internet www.selbsthilfe-forum.de/fruehgeborene

LLL – La Leche Liga Deutschland e. V., Stillgruppen und Stillberatung, Postfach 65 00 69, 81214 München, Tel. + Fax 06 85 1/25 24, E-Mail EvaStroh@lalecheliga.de, Internet www.lalecheliga.de

Bundesgemeinschaft der Eltern und Freunde hörgeschädigter Kinder e. V., Pirolkamp 18, 22397 Hamburg, Tel. 040/6 07 23 44, Fax 040/6 07 23 61

Deutsche Arbeitsgemeinschaft Selbsthilfegruppen e. V., Friedrichstr. 28, 35392 Gießen